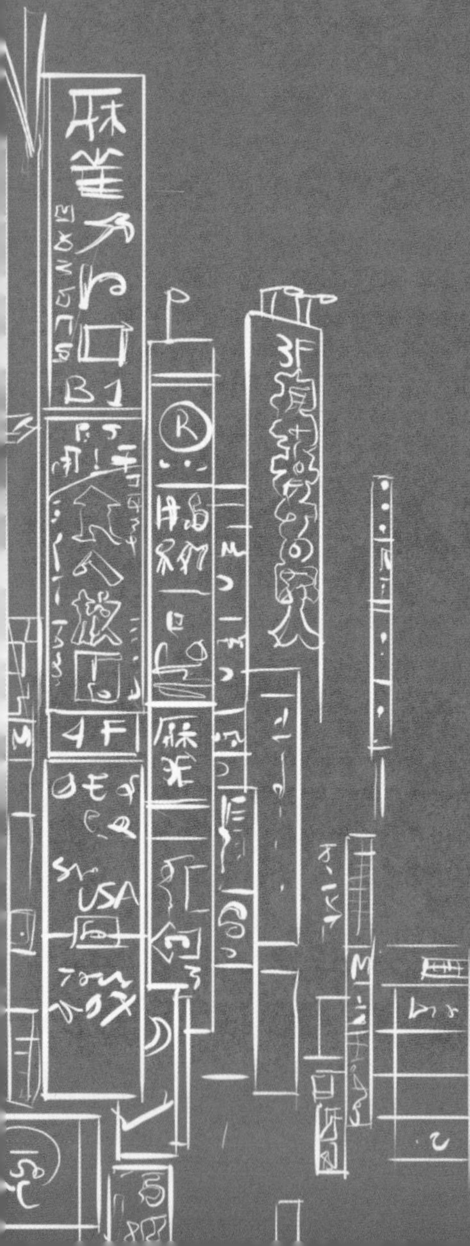
B1
4F
USA

La Méthode minceur TOKYO PARIS

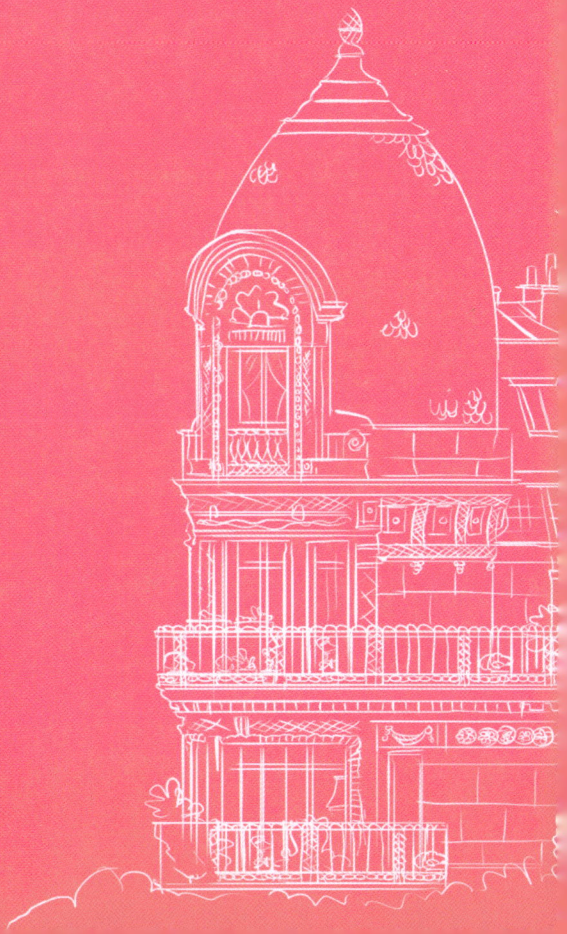

Avec mes remerciements spéciaux à Camille.

ISBN : 978-2-7540-5766-0
Dépôt légal : mars 2014
Imprimé en Italie par Lego

Direction éditoriale : Aurélie Starckmann
Édition : Charlotte Becchio
Correction : Christine Cameau
Conception graphique de la couverture : Joséphine Cormier
Illustration de couverture et pages 2, 3, 5, 9, 169, 222 et 223 : © Christophe Lardot
Conception graphique et maquette intérieure : © Canographie
Illustrations de l'ouvrage : © Canographie

Éditions First, un département d'Édi8,
12, avenue d'Italie
75013 Paris
Tél : 01 44 16 09 00
Fax : 01 44 16 09 01
Email : firstinfo@efirst.com
Site Internet : www.editionsfirst.fr

Docteur Sophie Ortega

La Méthode minceur TOKYO PARIS

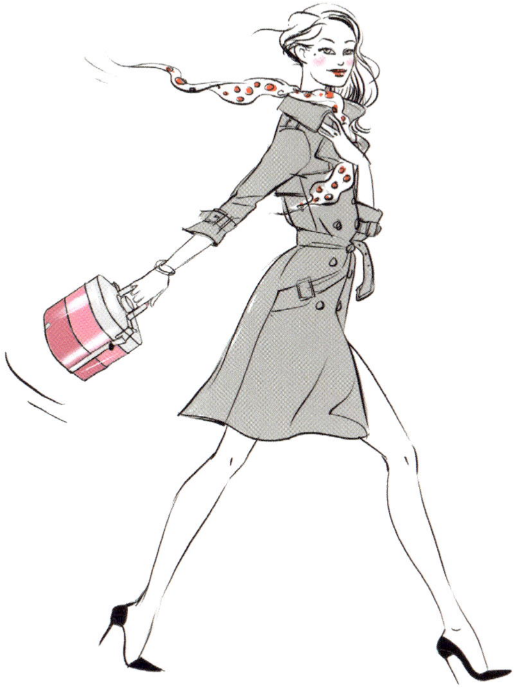

SOMMAIRE

PRÉFACE

Vous avez remarqué cette belle Japonaise au port altier, à la silhouette svelte et à la peau parfaitement lisse. Elle pourrait être votre grande sœur, et vous apprenez qu'elle a l'âge de votre mère !

C'est ce que j'ai constaté lors de mes voyages au Japon et en particulier lors de ma rencontre avec Yuka, une jeune Tokyoïte de mère américaine et de père japonais. Cette rencontre m'a donné envie d'écrire ce livre.
J'ai rencontré Yuka dans un restaurant de teppenyakis. Assises côte à côte, hypnotisées par le chef qui jonglait avec les petits morceaux de viande et de poisson au-dessus de la plaque chauffante, nous avons discuté cuisine...
Au-delà des restaurants japonais de cuisine traditionnelle que l'on découvre dans les livres pour globetrotters, Yuka m'a expliqué que la cuisine familiale est très différente. Elle m'a invitée chez ses parents pour me faire découvrir les vrais secrets de cette cuisine simple et saine des Japonaises.

Yuka a 38 ans, elle en paraît dix de moins, mais surtout elle a une silhouette tonique et svelte, elle respire la santé et son apparence est celle dont rêvent mes patientes parisiennes.
La mère de Yuka est californienne d'origine, elle vit à Tokyo avec son mari japonais depuis leur mariage, il y a 40 ans. Lors de sa rencontre avec le papa de Yuka, elle n'avait pas la silhouette qu'elle a aujourd'hui. C'est aux cotés de sa belle-famille japonaise qu'elle a minci.

Et si minceur et jeunesse n'étaient possibles que dans l'épanouissement ?

Quel est son secret ? Elle en a plusieurs, tous transmis à Yuka : vivre la vie avec bonheur, cultiver l'épanouissement plutôt que la minceur, ne pas avoir peur de vieillir, manger en accord avec ses besoins et ses envies, sans faim et sans carences...

C'est pour cette raison que je vous propose la méthode Tokyo-Paris. D'abord, pour communiquer les secrets des Japonaises puis pour proposer une méthode simple et facile à réaliser sans se perdre dans les détails d'un régime à priori difficile à suivre…
Il faut souffrir pour être belle, pensez-vous ? Eh bien, ce livre va bouleverser toutes les idées reçues, toutes les contraintes et les efforts perdus d'avance.

J'ai créé la méthode Tokyo-Paris pour vous, parce que je vois trop de femmes autour de moi qui désirent mincir mais n'y arrivent pas, ou qui mincissent frustrées, et sans parvenir à se sentir belles. Nourrir sa beauté ne demande pas d'efforts, il s'agit simplement d'avoir envie de s'écouter. Je vous propose ainsi d'intégrer de nouvelles habitudes alimentaires plaisantes et savoureuses, révélatrices de satisfaction et de bien-être.
Je vais m'appliquer à vous transmettre les bienfaits de l'alimentation japonaise, mais rassurez-vous, nul besoin d'être experte en découpe de sushis ! Ce sont nos bonnes recettes de tous les jours, celles de votre mère et de votre grand-mère, que je vous suggère de transformer un peu, en utilisant les meilleurs ingrédients venus du Japon.

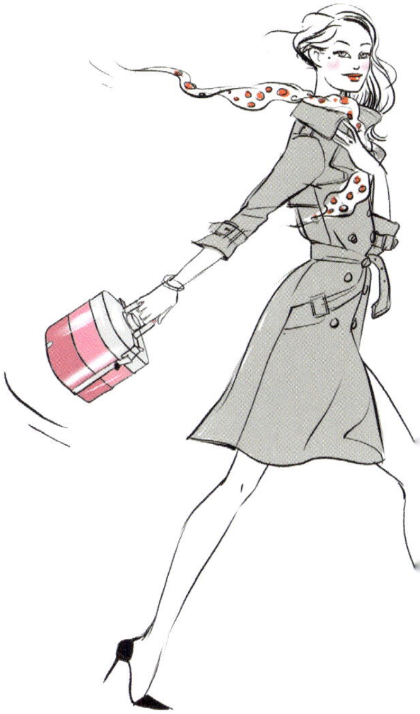

Pour finir, voici une citation du philosophe américain Henry David Thoreau, citation qui aurait pu être un proverbe japonais :
"La santé se mesure à l'amour du matin et du printemps."

Grâce à la méthode Tokyo-Paris, vous allez apprendre à vous aimer et à mincir en beauté, mais surtout en bonne santé !

À LA DÉCOUVERTE D'UNE NOUVELLE FAÇON D'ÊTRE MINCE

Aujourd'hui encore, 9 régimes sur 10 échouent. La demande de LA solution minceur n'a jamais été aussi forte. L'obésité progresse et trop de femmes se sentent mal dans leur peau et dans leur corps. Après la mise à l'index des régimes hyperprotéinés trop stricts, des hypocaloriques ennuyeux et au-delà de la mode détox passagère, oubliez qu'il faut souffrir pour être belle. Fini, le comptage interminable des calories, le corps maltraité par les bonnes résolutions totalement intenables et le stress de la balance. Grâce à la diététique japonaise, vous allez retrouver les vraies sensations alimentaires, apprendre la maîtrise et le contrôle de soi.

L'approche de la diététique et du corps selon les Japonaises est radicalement différente de celle des Européennes stressées : elle est à la fois naturelle et simple, sans sacrifices, ni privations excessives, mais au contraire fondée sur la souplesse, l'écoute de son corps et le maintien de son équilibre. À travers cet ouvrage, je vous propose un nouveau mode de vie pour vivre mince sans y penser jour et nuit, prendre la vie avec légèreté et bouger sans s'épuiser, le tout inspiré de l'art de vivre japonais. Vous allez découvrir une nouvelle méthode pour mincir en vous sentant belle, en harmonie avec vos sens, et adopter des réflexes santé et anti-âge essentiels pour vivre longtemps, mince et en bonne santé.

Alors, mincir selon des préceptes japonais, une douce illusion ?
Non, c'est tout à fait possible, à condition d'adopter les bonnes habitudes et de les distiller dans votre cuisine et votre mode de vie.

Sur l'île d'Okinawa, au sud-ouest du Japon, les études montrent que les centenaires sont ceux qui mangent le moins : 1 400 calories par jour pour les hommes (contre 2 200 en France) et 1 100 calories par jour pour les femmes (contre 1 800 en France). Mais, le plus étonnant, c'est qu'ils le font sans se priver, sans frustrations ! C'est parce qu'ils consomment près de 80 % des apports quotidiens sous forme végétale et des aliments à faible densité calorique. Autrement dit, des aliments volumiques, riches en fibres, riches en substances protectrices, vitamines et minéraux (dont le magnésium), mais peu denses en calories. Les aliments à faible densité calorique contiennent naturellement des éléments protecteurs. Les eaux riches en minéraux et le thé vert occupent également une place importante dans l'alimentation japonaise.

POURQUOI TOKYO-PARIS ?

Les femmes japonaises mincissent pour les bonnes raisons, ou plutôt prennent l'habitude de ne pas grossir, c'est la garantie de rester belle. Je vous demande d'avoir les mêmes habitudes que les Tokyoïtes ? Non, je vous propose juste une sélection du meilleur, facile à appliquer et adaptée pour nous, Françaises surbookées. La diète Tokyo-Paris est un best of ; j'ai réuni les principes les plus importants à suivre au quotidien, en particulier la densité calorique des aliments. Je vous fournis des menus simples avec une sélection d'ingrédients japonais faciles à trouver en France et cuisinés avec nos ingrédients de fond de placards. L'activité physique étant indissociable de la bonne santé du corps et de l'esprit, je vous indique aussi, en phase avec la philosophie japonaise, des exercices simples de respiration, de relaxation, de raffermissement et de tonification. Ils vous permettront de mieux apprécier vos progrès et de gérer les écarts éventuels.

Tokyo-paris est un voyage au pays de la minceur, **bienvenue à bord !**

PARTIE 1

SECRETS DE JAPONAISES POUR VIVRE MINCE ET JEUNE

Chapitre

I

Pourquoi enquêter sur les secrets des japonaises ?

Mon enquête a démarré à partir de plusieurs constats que j'ai pu faire lors de consultations :
Les femmes françaises ont du mal à mincir sans subir l'effet yoyo. Les femmes qui mincissent se sentent frustrées, dans le contrôle permanent, comme si, une fois minces, elles étaient au régime à vie. Les femmes qui mincissent ne le font pas en synergie avec la beauté et la prévention anti-âge.

Au Japon, les femmes vieillissent mieux que nous, et elles restent minces et belles plus longtemps. Elles ont un indice de masse corporelle et un poids plus stables que les nôtres, une teneur sanguine en antioxydants élevée, mais surtout une espérance de vie en bonne santé plus longue que la nôtre. Bref, elles combinent ce que nous ne parvenons à faire : rester mince, belle et prévenir le vieillissement, sans y penser quotidiennement.

Font-elles le bon régime ? Non, elles ne font pas de régime ! Elles ont quelques secrets bien gardés, mais le plus important, c'est que ces secrets sont intégrés à leur mode de vie...
Au Japon, le rapport à l'âge et au poids est radicalement différent. Le rapport à la santé l'est aussi, c'est cela qui m'a intéressée en tant que médecin ; c'est le départ de mon enquête.

UNE VIE PLUS LONGUE, EN BONNE SANTÉ

L'espérance de vie à la naissance est la mesure du nombre moyen d'années qu'un nouveau-né peut espérer vivre. Cette estimation est normalement fondée sur les taux de mortalité de la population pour une année donnée. L'espérance de vie à la naissance a fortement augmenté au cours du XXe siècle grâce aux progrès sanitaires et ceux de la médecine. Une plus grande espérance de vie n'est toutefois désirable que si elle est associée à une qualité de vie acceptable, c'est-à-dire les années passées en bonne santé.

Le Japon a le record de l'espérance de vie la plus longue. Bien que le niveau de pollution et de stress y soit très élevé, la population détient le record de longévité avec **84 ans pour les femmes et 78 ans pour les hommes.**

En 1999, l'Organisation mondiale de la santé (OMS) a mis au point un nouvel indicateur de santé : l'espérance de vie corrigée de l'incapacité (EVCI), qui mesure le nombre d'années passées en bonne santé. L'EVCI correspond à l'espérance de vie totale de laquelle sont soustraites les années perdues en raison d'incapacités.

À la naissance, l'EVCI est plus élevée chez les femmes que chez les hommes dans la plupart des pays. Toutefois, bien que les femmes vivent plus longtemps, elles passent une plus grande partie de leur vie confrontée à des "incapacités". On constate d'importantes disparités de l'espérance de vie dans le monde. **Le Japon a le record de l'espérance de vie en bonne santé, avec une moyenne de 74 ans.**

LE POIDS ET L'IMC DES JAPONAIS

L'IMC, indice de masse corporelle, est le rapport poids/taille au carré. Selon les critères définis par l'OMS, on parle de surpoids lorsque l'IMC est supérieur à 25 kg/m2, et d'obésité lorsqu'il dépasse 30 kg/m2. Le Japon a, quant à lui, défini spécifiquement un critère d'IMC supérieur à 25 pour parler d'obésité !

Selon l'OCDE, le Japon affiche le taux d'obésité (IMC > à 30) le plus bas des pays industrialisés, à 3,2 % (contre 35,7 % aux États-Unis). Concernant le surpoids (IMC > à 25), selon un rapport de 2008 rédigé par le ministère de la Santé, du Travail et des Affaires sociales japonais, 28,6 % des hommes et 20,6 % des femmes au Japon ont un IMC supérieur à 25. En 2012, en France, selon l'étude Obepi, 32,3 % des Français présentaient un IMC supérieur à 25, et pour 15 %, il était supérieur à 30.

LA PALME D'OR REVIENT À L'ÎLE D'OKINAWA

Le Japon est une exception. Mais l'île d'Okinawa, particulièrement, détient tous les records. Okinawa est une île de l'archipel des Ryukyu, qui s'étend sur 100 kilomètres de long pour 4 à 30 kilomètres de large.

On pourrait dire que c'est un microcosme d'exception avec 54 centenaires, dont 85 % sont des femmes, pour 100 000 habitants. En France, on en compte environ 26 pour 100 000 habitants. À Okinawa, on note une absence de surpoids et de diabète. Le plus époustouflant, c'est que les centenaires d'Okinawa restent en bonne santé et actifs 97 % de leur vie, c'est-à-dire qu'il y a seulement 3 % de personnes grabataires chez ces centenaires. Les tests de capacité intellectuelle chez les plus de 90 ans sont quasiment parfaits chez 80 % des hommes et 60 % des femmes. Okinawa a gardé les traditions alimentaires et culturelles qui lui permettent de présenter le record de longévité, en bonne santé. Chez ces centenaires, on constate des marqueurs biologiques de lutte contre le stress oxydatif élevés.

C'est la qualité de vie de ces centenaires qui fait rêver : ils sont d'apparence plus jeunes, ils restent sveltes, actifs, toniques et surtout... heureux ! C'est seulement durant leurs dernières années que les maladies graves surviennent, souvent des infections pulmonaires.

UNE DÉGRADATION RÉCENTE DE L'ESPÉRANCE DE VIE À OKINAWA : POURQUOI ?

Depuis quelques années, les courbes d'espérance de vie chutent et la mortalité augmente à Okinawa. Sur l'île, on occidentalise l'alimentation... On consomme plus de nourriture déjà préparée, plus de viandes, plus de graisses saturées et on note une augmentation de la ration calorique globale. Cependant, les autorités de santé locales, la presse, les scientifiques commencent à communiquer de plus en plus sur les dangers de l'abandon de l'alimentation traditionnelle d'Okinawa.

On a imaginé que cette capacité à rester longtemps d'allure svelte et dynamique, heureux et en bonne santé pourrait venir d'un gène particulier que seuls les Okinawaïens posséderaient. Mais il n'en est rien : lorsqu'ils émigrent vers des pays occidentaux et qu'ils adoptent le mode de vie occidental, ils développent les mêmes problèmes médicaux que nous ! On peut donc rejeter l'hypothèse de la génétique.

LES SECRETS DE L'ALIMENTATION JAPONAISE

Les secrets des Japonais sont multiples, mais le principal vient de leur alimentation :

- Elle est équilibrée mais surtout peu abondante.

- Ils ne se resservent jamais à table et mangent beau et bon, avec le plaisir du partage et de la convivialité.

- Elle est constituée à 80 % de végétaux.

- Elle privilégie les poissons.

- Elle intègre le soja, qui est consommé au minimum deux fois par jour.

- Elle s'accompagne d'une très faible consommation d'alcool et de beaucoup de thé vert.

L'étude des statistiques sanitaires japonaises montre que leur régime nutritionnel correspond globalement à une diète hypocalorique riche en composés antioxydants. Ils consomment entre 300 à 400 calories de moins que nous par jour !

L'ART DE VIVRE : LE DEUXIÈME SECRET D'OKINAWA

De façon naturelle, tout comme pour leur alimentation, les Okinawaïens pratiquent l'activité physique. Elle est naturelle parce qu'intégrée dans leur vie de tous les jours. Ils marchent, font du vélo pour se déplacer, jardinent leur potager, travaillent, et ce, quel que soit leur âge.

Ils adorent les jeux de plein air, comme le croquet, ils pratiquent le tai-chi chuan, une sorte de ballet que vous avez déjà probablement vu dans les jardins des grandes villes de France, mené par un maître de tai-chi. Les mouvements se délient selon une application martiale dans la souplesse et la maîtrise taoïste. C'est aussi sur cette île qu'a été inventé le karaté.

Le tissu social est très développé. Tout le monde se connaît, se dit bonjour, s'entraide. Non seulement les habitants d'Okinawa s'impliquent dans la vie de leur village, mais ils appartiennent aussi à des sortes de clubs de quartier qui se réunissent chaque semaine et où tous montrent leur solidarité, ce qui leur permet d'être moins stressés. Ils gardent ainsi une activité cérébrale en s'intéressant à de nombreux sujets et en cultivant des passions qui stimulent l'attention, la concentration, la réflexion, la mémoire, ce qui leur permet de conserver un rôle social. Et, surtout, ils considèrent les personnes âgées comme des modèles et l'amour est une valeur omniprésente. Probablement, le secret du bonheur.

LE TRIPLE INTÉRÊT DE MANGER PEU CALORIQUE

Premièrement, si l'on apporte moins de carburants caloriques, on brûle moins dans les petites centrales énergétiques cellulaires que l'on appelle les mitochondries. Si l'on brûle moins, on pollue moins. Les polluants cellulaires formés par la combustion des calories s'appellent les radicaux libres. La combustion délivre de l'énergie à la cellule, mais également entraîne son vieillissement. Donc, avec une consommation énergétique basse, le niveau de combustion est bas et il en résulte une préservation de la jeunesse cellulaire sans pareille. C'est ce qui donne l'aspect juvénile des Japonais.

Deuxièmement, comme l'alimentation repose sur un socle végétal, elle est riche en micronutriments protecteurs vis-à-vis des radicaux libres produits par l'oxydation.

Troisièmement, il est logique de penser qu'une alimentation moins calorique quotidiennement va permettre de perdre du poids et de rester durablement svelte.

MANGER MOINS POUR GAGNER DES ANNÉES : COMMENT ÇA MARCHE ?

C'est le principe du fonctionnement durable de la chaudière : moins on l'alimente en charbon, moins elle s'encrasse et plus d'hivers elle restera efficace.

Un savant assez fou pour tenter l'expérience, le Dr Walford, concepteur de sa propre biosphère artificielle appelée Biosphère 2, s'est enfermé dans cette énorme serre hermétiquement close située en plein désert pendant deux ans ! Accompagné d'une équipe de huit personnes, soumises à une diète hypocalorique, il en a conclu que nous pourrions pratiquement doubler notre espérance de vie en mangeant moins.

Toujours est-il qu'en un siècle, l'espérance de vie humaine a progressé de plus de trente ans, avec les progrès sanitaires et ceux de la médecine et, principalement, grâce à la diminution des apports caloriques journaliers. La ration alimentaire a, en effet, diminué de moitié par rapport au XIXe siècle, où le travail était beaucoup plus physique. La réduction des apports caloriques permet une réduction des processus d'oxydation dans les cellules, expliquant le ralentissement du vieillissement cellulaire. Parce que les mitochondries, qui sont nos petites usines de production d'énergie à l'intérieur des cellules, polluent moins en consommant moins...

Certains modèles alimentaires dans le monde prouvent que les populations recevant un faible apport calorique augmentent leur espérance de vie, contrairement à celles qui reçoivent des calories en excès.
Par exemple, les bienfaits du régime méditerranéen sont bien connus, la Crète étant un berceau de longévité avec une alimentation riche en légumes verts, légumes secs, fruits et salades, huile d'olive et poisson. L'ensemble est évalué autour de 1 800 calories par jour pour les hommes et les femmes.

Ce n'est cependant pas le modèle le plus favorable. Vous l'avez compris : c'est le Japon qui remporte la médaille d'or !

MOINS DE STRESS OXYDATIF

L'alimentation japonaise repose sur un socle végétal, elle est très riche en micronutriments protecteurs vis-à-vis des radicaux libres. Les Japonais consomment aussi beaucoup de thé vert, riche en antioxydants, qui contribue à la réduction du stress oxydatif.

Parce que la cellule vit, elle respire et elle consomme des carburants (le sucre et les acides gras). L'utilisation des combustibles lui permet de constituer son énergie propre. Mais comme toute combustion, celles qui s'effectuent dans les cellules génèrent des composés oxydés. L'ensemble de ces molécules est regroupé sous le terme générique de "radicaux libres". Ces molécules ont une utilité pour l'organisme. Elles aident à le débarrasser des microbes qui ont pu pénétrer ! Mais elles peuvent également faire des dégâts lorsqu'elles sont en surnombre.

Lorsque la production de radicaux libres s'emballe (on parle alors de "stress oxydatif"), leur concentration devient nocive pour les cellules elles-mêmes. Les radicaux libres ne se contentent pas de flétrir notre peau, ils agressent notre organisme à tous les niveaux. À l'intérieur même de nos cellules, ils peuvent s'attaquer directement à nos gènes.

Le stress oxydatif est responsable de pratiquement toutes les pathologies dégénératives liées au vieillissement :

- Cancer
- Maladies cardio-vasculaires
- Dégénérescence neuronale (démences, Alzheimer)
- Maladie de Parkinson
- Cataracte
- Polyarthrite rhumatoïde...

Le stress oxydatif entraîne également une plus grande sensibilité aux infections.

L'organisme a développé des mécanismes de défense pour se débarrasser des radicaux libres. Ce sont les antioxydants internes, dont les plus connus sont la SOD ou superoxyde dismutase et le glutathion. À ces moyens de défense internes s'ajoutent des moyens de défense externes : des vitamines, des minéraux, des polyphénols et antioxydants.

On peut donc dire qu'une bonne façon de rester jeune et en bonne santé, c'est d'intégrer dans notre alimentation les nutriments qui vont aider nos ressources naturelles dans la lutte contre le stress oxydatif. L'alimentation japonaise en regorge.

LES POLYPHÉNOLS : STARS DE LA NUTRITION JAPONAISE

Les polyphénols existent par milliers dans la plupart des végétaux consommés par l'homme. Ils sont fabriqués par les plantes pour leur autodéfense contre les agressions (thermique, hydrique, parasitaire...). Il existe quatre classes de polyphénols : les acides phénoliques, les flavonoïdes (eux mêmes divisés en six sous-classes, dont les anthocyanes), les lignanes et les stilbènes.

Souvent de nature pigmentaire, ils apportent leur couleur au végétal. Par exemple, les flavonoïdes anthocyanes donnent la couleur rouge ou bleu-violet aux baies (mûres, cassis, myrtilles, framboises...), les flavonoïdes pro-anthocyanidines sont responsables du goût amer (dans le chocolat) et sont responsables de l'astringence des fruits (par exemple, du coing ou du kaki, mais aussi du vin et du thé).

Les polyphénols sont des molécules naturelles regroupées dans un noyau phénolique, lequel leur confère la particularité de piéger les radicaux libres, tout comme les vitamines A, C et E. Notamment, bon nombre de polyphénols limitent l'oxydation du cholestérol sanguin, et donc la formation de la plaque d'athérosclérose. Certains polyphénols ont une action protectrice à l'intérieur de la cellule, d'autres évitent le rancissement des graisses qui composent la membrane de la cellule. En maintenant la qualité de la membrane cellulaire, ils renforcent la barrière contre la déshydratation. Cela favorise les échanges intercellulaires, et donc l'hydratation et la souplesse de la peau et de tous les autres tissus.

COMMENT OPTIMISER SA CONSOMMATION EN POLYPHÉNOLS ?

Les polyphénols absorbés par l'organisme humain sont rapidement métabolisés et éliminés dans les heures qui suivent leur consommation. Il faut, par conséquent, maintenir une consommation régulière et renouvelée des aliments pourvoyeurs de polyphénols, comme c'est le cas au Japon. C'est une des raisons pour lesquelles il est bon de se constituer une base végétale dans son alimentation.

Ingérer moins de calories, sans s'affamer, et plus de composés riches en antioxydants, voici la clé de la minceur des Japonais. Comment font-ils ? Leur modèle alimentaire n'a rien à voir avec le nôtre, mais surtout, ils ont un secret essentiel : la densité calorique des aliments.

Chapitre

II

Le secret le mieux gardé : LA DENSITÉ CALORIQUE

Vous pensez que la diète japonaise se résume aux sushis et makis que nous consommons, nous Européens, quand nous déjeunons dans les restaurants japonais ? C'est une idée reçue. Je m'en suis rendu compte lors de mes voyages au Japon. Les sushis et les makis y sont consommés dans des restaurants spécifiques. La diète japonaise est en réalité un autre modèle d'alimentation, une autre pyramide alimentaire et un principe essentiel, celui de la densité calorique.

Découvrons-le ! La densité calorique évalue le volume des aliments pour un même nombre de calories. Choisir de consommer des aliments de densité calorique faible permet de mieux ressentir la satiété et donc de mieux contrôler le total énergétique ingéré. C'est un secret facile à appliquer pour nous, au quotidien, à condition d'y penser !

Pour mieux comprendre, je vous propose de comparer les différentes pyramides alimentaires : une pyramide alimentaire française, celle d'une diète protéinée et celle de la diète japonaise.

LA PYRAMIDE ALIMENTAIRE CLASSIQUE FRANÇAISE

C'est une base de céréales, féculents et pain. C'est vraiment le socle de l'alimentation française : pas de repas sans pain ou sans féculents ! Les apports de produits gras et sucrés, bien que situés au sommet de la pyramide, sont hélas souvent présents au quotidien.

Le régime classique pour mincir consiste à diminuer les aliments glucidiques et les corps gras. Comme il fait appel à des diktats diététiques, il génère de telles frustrations que la fin du régime devient une nécessité, objectif atteint ou pas. Et, dans tous les cas, le simple retour à une alimentation normale ne peut que conduire à une reprise de poids. Souvent,

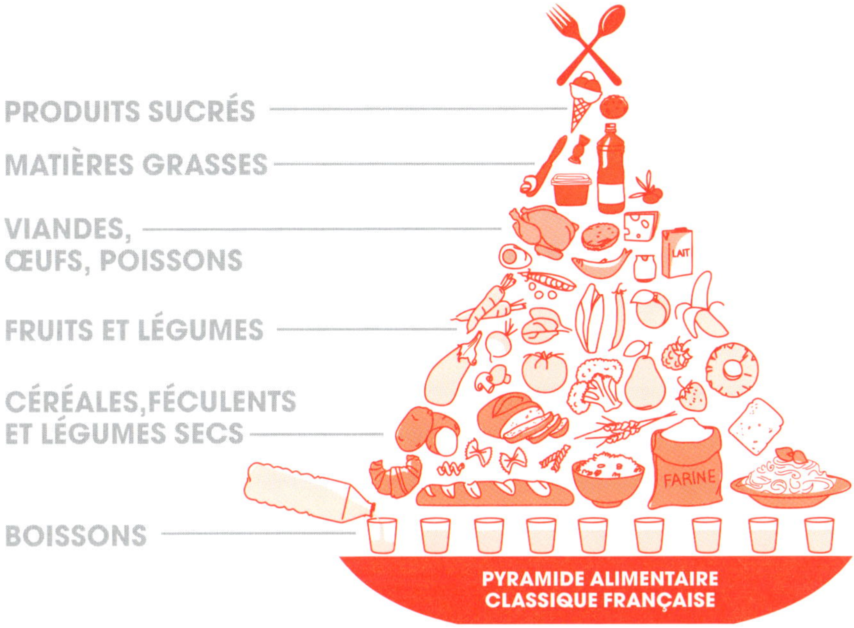

l'arrêt du régime s'accompagne de compulsions alimentaires irrépressibles pour le pain, le fromage, les gâteaux ou les sucreries, et c'est la mise en route du fameux yoyo pondéral. Peut-être cela vous est-il arrivé au détour de plusieurs tentatives de régimes amaigrissants ?

Par ailleurs, la dérive de notre alimentation vers trop de féculents, trop de gras et trop de sucre, par la consommation de produits tout prêts et de snacks, conduit à une élévation du poids, mais aussi à un inconfort et à un vieillissement prématuré des cellules de notre corps.

LA PYRAMIDE ALIMENTAIRE D'UN RÉGIME HYPERPROTÉINÉ

Les derniers régimes à la mode s'inspirent du système tout protéines, c'est la diète protéinée : de la viande, de la volaille, du poisson et quelques rares légumes verts, avec des laitages natures à 0 % de matière grasse.

Outre le fait que ces systèmes sont invivables sur le long terme, ils développent un risque de sombrer dans des troubles de comportement alimentaire. Il est impératif, pour suivre de tels régimes, d'être encadré par un médecin spécialisé en nutrition, afin de faire des séquences courtes de diète, suivies de phases de réintroduction progressive pour un retour à une alimentation normale. De plus, ces régimes étant carencés en bon nombre de micronutriments (vitamines, oligoéléments, minéraux, polyphénols, oméga-3), il est nécessaire de prévoir des compléments pendant les phases strictes pour éviter fatigue, chute de cheveux, troubles de l'humeur, sécheresse cutanée, etc.

Qui plus est, la surconsommation des produits à base de viandes, œufs et poissons est néfaste pour le fonctionnement rénal et l'acidité métabolique induite expose à un risque de déminéralisation osseuse, par fuite de calcium.

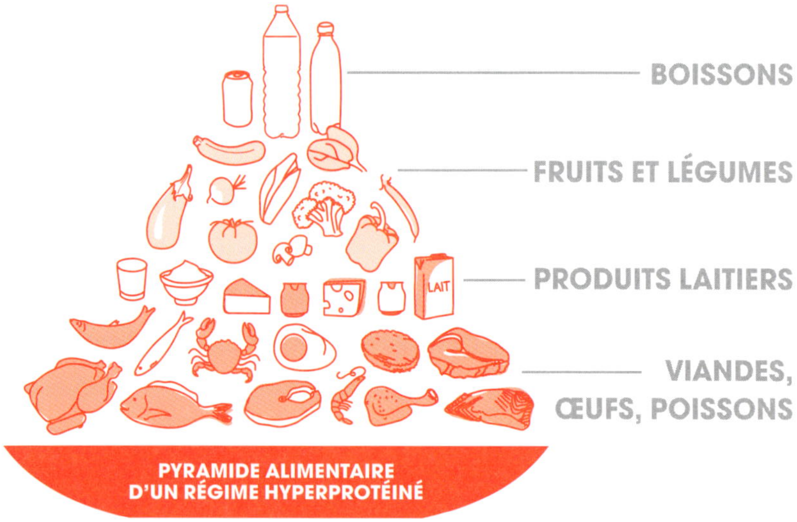

PYRAMIDE ALIMENTAIRE D'UN RÉGIME HYPERPROTÉINÉ

Le régime hyperprotéiné n'est bien évidemment pas un régime fondé sur l'équilibre alimentaire. Il est par ailleurs impossible de maintenir un tel système à vie.

LA PYRAMIDE ALIMENTAIRE JAPONAISE

La base de la pyramide alimentaire japonaise est constituée de produits végétaux :

- **Les légumes**, qui sont consommés crus ou *al dente* (à peine blanchis ou cuits au wok), et conservent ainsi le maximum de vitamines.
- **Le konjac**, surtout, qui a la particularité d'être riche en eau et en fibres et se gorge encore d'eau à la cuisson, donc présente un faible apport calorique.
- **Le soja**, qui contient d'importantes quantités de graisses polyinsaturées.
- **Les herbes aromatiques**.

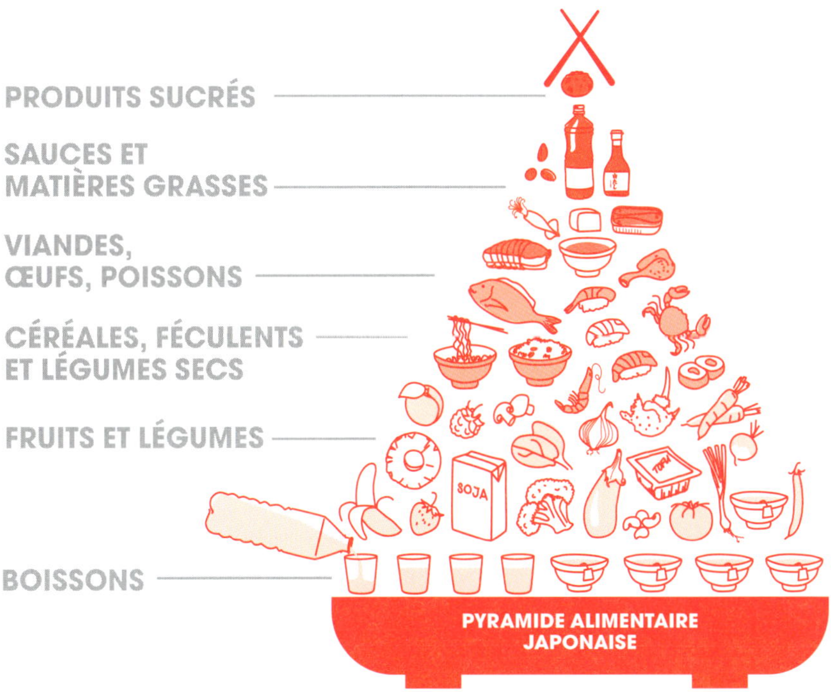

Au-dessus de ce socle végétal viennent ensuite :

- **Les poissons, crustacés et les algues**, qui regorgent d'oméga-3 dont l'action anti-inflammatoire préserve les cellules. La consommation régulière de poisson et d'algues protège le système cardio-vasculaire.

- **Le riz**, qui est la céréale de référence en Asie, naturellement dépourvue de gluten.

- **Les corps gras** comme l'huile de colza ou de sésame, naturellement présents dans l'alimentation japonaise, apportent les bons acides gras.

L'alimentation japonaise est spontanément dépourvue de sucre, de fromages, de confiseries et les charcuteries n'existent pas au Japon. Les produits sucrés ne font pas partie de l'alimentation quotidienne des Japonais. Ils sont consommés de temps en temps avec le thé vert, de façon festive, et sont associés à l'art de vivre.

L'hydratation est omniprésente au Japon, avec de l'eau bien sûr mais également du thé. Les vertus du thé vert sont maintenant connues et reconnues mondialement par le corps médical moderne. Riche en antioxydants, polyphénols, etc.

Presque 80 % de l'alimentation japonaise est d'origine végétale, c'est-à-dire des aliments volumiques, mais peu denses en calories et riches en substances protectrices (fibres, antioxydants, magnésium et oméga-3).

Les Japonais consomment beaucoup de soupes, de salade, de graines, de légumes secs, de légumes et du soja. Ils choisissent naturellement des aliments à faible densité calorique.

LA DENSITÉ CALORIQUE : PRINCIPE DES SENSATIONS ALIMENTAIRES JAPONAISES

Le modèle diététique des Japonaises s'appuie en partie sur les algues et le poisson. Mais seulement en partie, car il est fondé sur une nouvelle répartition des groupes alimentaires. Par exemple, les sucres rapides et les aliments à forte densité calorique, qui sont courants dans notre alimentation, sont très peu consommés au Japon. Nous avons l'habitude des produits assemblés et préparés, les Japonaises aiment les produits bruts, le plus simple possible. Elles s'orientent naturellement, par culture et par tradition, vers des aliments à faible densité calorique.

Ces choix judicieux, elles les ont intégrés très tôt et n'ont donc aucun besoin de faire de régime, parce qu'elles restent minces toute leur vie. Alors que nous, Européennes stressées, nous apprenons à éviter de grossir et nous nous infligeons régulièrement des régimes pour maigrir. Cela ne vous dirait pas d'acquérir leur sérénité ?

Les Japonaises ont, à table, une attitude très particulière, qu'on appelle le *hara hachi bu* : elles ne mangent qu'à 80 % de leur faim car elles veillent à leur confort digestif, et considèrent avec beaucoup d'intérêt la densité calorique des aliments.

Une densité calorique faible signifie un plus grand volume d'aliments pour un même nombre de calories. Choisir de consommer des aliments à densité calorique faible permet de mieux ressentir la satiété, et donc de mieux contrôler les calories ingérées.

Par ailleurs, les aliments à basse densité calorique sont souvent ceux qui apportent le plus de micronutriments essentiels au bon fonctionnement de l'organisme, déterminants pour préserver la ligne et la jeunesse cellulaire. Enfin une porte de sortie intelligente au comptage sans fin des calories ! Il suffit de s'écouter, de varier les plaisirs pour garder une apparence jeune...

Donc, la principale clé de la diète japonaise réside dans le principe de faible consommation calorique (environ 300 à 400 calories de moins qu'en France). Elle est effective parce que 80 % des aliments consommés sont à faible densité calorique. Il y a tout à gagner avec cette orientation alimentaire, puisque les apports en antioxydants (par les fruits secs, les légumes, le thé vert, les herbes et épices) ainsi qu'en oméga-3 (par l'huile de colza, les poissons et le soja) et en magnésium (par les légumes secs, les graines de sésame, le tofu) assurent la lutte contre le vieillissement, l'inflammation et le développement des cancers.

Cependant, sortir de table avant d'avoir trop mangé n'est possible que si on a la sensation que l'estomac est suffisamment rempli. C'est le volume, ou le taux de remplissage de l'estomac, qui est fondamental.

BIEN COMPRENDRE LA DENSITÉ CALORIQUE

On vous parle tout le temps de graisses cachées, de sucres rapides et autre index glycémique... Résultat : vous ne savez plus quoi avaler ! Une seule notion à retenir : la densité calorique !

La densité calorique est la teneur en calories d'un aliment (ou d'une boisson) pour 1 g. Elle permet de mesurer le nombre de calories apportées par gramme d'aliment, et de comparer la charge calorique d'une même quantité :

- **Plus un aliment sera riche en graisses, en sucre et en alcool, plus la densité calorique sera importante.**
- **Plus un aliment sera riche en eau et en fibres, moins la densité calorique sera importante.**

Voici comment calculer simplement la densité calorique des repas ou des aliments :

$$\text{DC (kcal/g)} = \frac{\text{apport calorique (kcal) de l'aliment donné}}{\text{la quantité (g)}}$$

Pour réduire la quantité calorique de vos menus, il suffit d'introduire de plus grandes quantités d'aliments à faible DC et d'éviter de consommer des aliments à forte DC.

Vous pouvez réduire, simplement et de façon importante, la densité calorique de votre alimentation en évitant de boire des boissons sucrées (et/ou alcoolisées), de consommer des plats tout préparés riches en sauce et des aliments gras et sucrés, d'utiliser des matières grasses pour frire.

POURQUOI S'INTÉRESSER À LA DENSITÉ CALORIQUE DES ALIMENTS ?

Simplement parce que les aliments à forte densité calorique trompent les mécanismes de contrôle de la satiété : un petit volume qui ne remplit pas l'estomac et qui n'a pas eu le temps d'être digéré n'informe pas le cerveau qu'il est temps de s'arrêter de manger.

Vous aurez donc encore faim après avoir ingéré une part de gâteau au chocolat. Nous mangeons sans forcément nous rendre compte des calories avalées ! Nous n'avons pas de petit compteur dans l'estomac ou dans la tête qui pourrait nous avertir que nous n'avons plus faim dès que nous atteignons nos 500 calories par repas.

Quels que soient les aliments que nous ingurgitons, nous avalons à peu près toujours le même volume de nourriture : en choisissant des aliments de faible

DC, on satisfait notre estomac tout en réduisant le nombre de calories ingérées et en comblant nos besoins nutritionnels.

Des scientifiques ont mené une expérience très intéressante. Ils ont donné trois types de repas à des volontaires : un léger en calories (beaucoup de crudités, de légumes, une viande maigre...), un repas riche (fromage sec, plat en sauce...) et un repas intermédiaire. Or, dans les trois cas, les gens avalaient la même quantité de nourriture (le même grammage), indépendamment de leur apport en calories. Pour schématiser, l'estomac plein était le signal qui déclenchait le sentiment de satiété. Mais l'addition s'avérait plus lourde pour ceux qui avaient mangé les plats les plus riches : sans s'en rendre compte, ils avaient ingurgité quelques centaines de calories de plus que leurs voisins.

Voici un exemple, pour vous aider à comprendre le mécanisme : à gauche, un menu avec ce qui peut vous sembler trois fois rien, mais va vous fournir 540 calories et, à droite, un menu japonais satiétant qui ne va vous apporter que 465 calories avec un volume bien plus confortable.

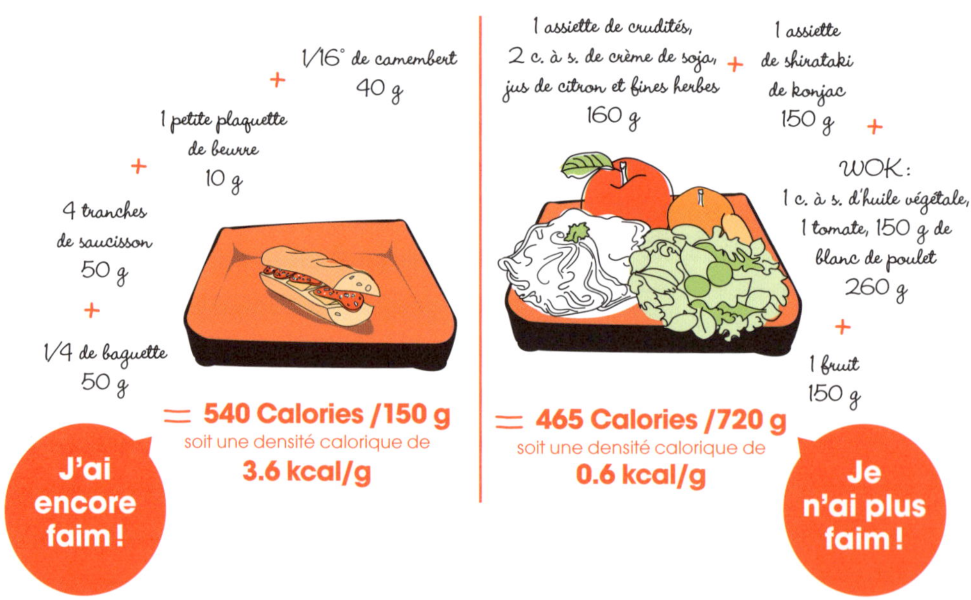

Les modes de préparation font également évoluer la densité calorique. Par exemple, la pomme de terre est un légume tubercule de la famille des Solanacées, riche en glucides (19 g pour 100 g), en potassium et en vitamine C et pauvre en sodium. Naturellement pauvre en lipides, la pomme de terre s'enrichit en calories de façon vertigineuse si elle est frite (20 % de lipides) ou cuisinée en chips (35 %).

4 grosses pommes de terre (200 g)

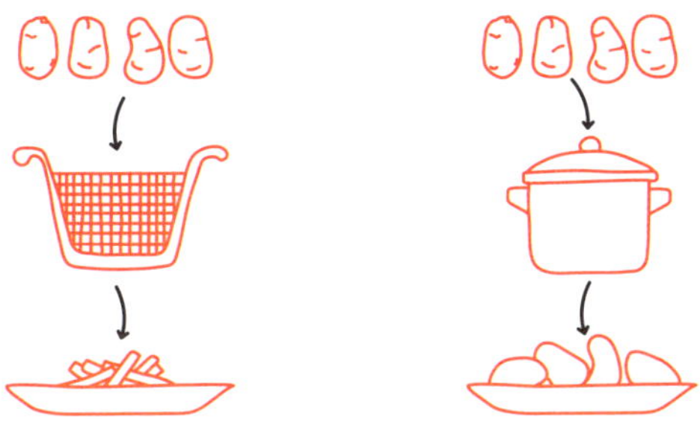

= 100 g de frites
400 kcal
DC = 4 kcal/g

= 200 g de pomme vapeur
300 kcal
DC = 1,5 kcal/g

UN CHAMPION DE LA DENSITÉ CALORIQUE : LE KONJAC

Vous ne connaissez peut-être pas encore le konjac ? Il est LE secret minceur en Asie depuis des millénaires, et en particulier au Japon. Le konjac détient le record de la plus faible densité calorique.

Le konjac est un tubercule (comme la pomme de terre), plus précisément un rhizome tubéreux de la famille des Araceae. Cette racine contient une fibre étonnante, le glucomannane, qui présente un effet coupe-faim, car elle a une capacité importante d'absorption de l'eau.

La consommation du konjac s'apparente à celle de féculents : c'est le goût des féculents, l'aspect des féculents, mais la densité calorique du konjac est encore plus faible que celle des légumes verts.

Les Japonaises achètent du konjac toutes les semaines, et le consomment comme nous consommerions des pâtes. C'est un produit très simple à cuisiner et surtout à accommoder. Le konjac permet de perdre du poids sans frustration et sans sensation de faim grâce à sa faible densité calorique.

NE PAS CONFONDRE DENSITÉ CALORIQUE ET DENSITÉ NUTRITIONNELLE

La densité nutritionnelle est la teneur d'un aliment en plusieurs nutriments par rapport à sa valeur calorique. Il est intéressant de constater que, très souvent, les aliments à basse densité calorique sont aussi les aliments à forte densité nutritionnelle.

Exemple avec les produits laitiers

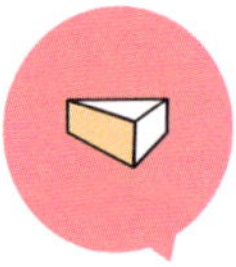

30 g
de camembert
au lait cru

80 kcal
74 mg de calcium

La densité calorique :
80/30 = **2,7 kcal/g**

La densité nutritionnelle en calcium :
74/80 = **0,9 mg/kcal**

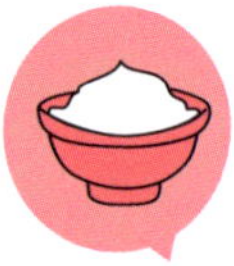

100 g
de fromage blanc
à 0% de MG

47 kcal
118 mg de calcium

La densité calorique :
47/100 = **0,5 kcal/g**

La densité nutritionnelle en calcium :
118/47 = **2,5 mg/kcal**

CLASSIFICATION DES ALIMENTS SELON LEUR DENSITÉ CALORIQUE

GROUPE ALIMENTAIRE	NIVEAU DE DC	ALIMENTS
PRODUITS LAITIERS	**Faible**	Lait demi-écrémé, yaourts natures, yaourts 0 % fruités Jus et yaourts de soja nature, yaourts de soja aux fruits
	Moyen	Fromage blanc et fromage frais
	Élevé	Yaourts entiers sucrés Fromages à pâte cuite ou molle, crème fraîche
VIANDES, ŒUFS, POISSONS OU PRODUITS DE LA MER	**Faible**	Poulet, dinde, pintade sans la peau, lapin, cheval, viande des Grisons Toutes les algues, surtout la poudre ou les paillettes d'agar-agar, cabillaud, colin, bar, sole, truite, turbot, merlan, et les poissons blancs + saumon vapeur, calamars, coquillages et crustacés (surtout les huîtres et les crevettes)
	Moyen	Œufs, steak haché à 5 % de MG, rôti de bœuf, veau, filet mignon de porc, morceaux maigres du bœuf, filet, bavette, onglet, jambon, filet de bacon, steak à 10 % de MG Poissons gras : saumon, anchois, maquereau, hareng, thon, anguille
	Élevé	Agneau, mouton, côtes et côtelettes de bœuf et de porc, canard, oie Saucisses, saucissons, lardons, chorizo, steak à 20 % de MG, foie gras, boudin noir Caviar, tarama, friture, beignets.
LÉGUMES	**Faible**	Concombre **Produits à base de konjac : shiratakis, kishimens, gohan (les produits à base de konjac se consomment comme des féculents)** Tout ce qui est désigné sous le terme de légumes verts, quelle que soit la couleur du légume (tomates, poivrons, poireaux, haricots verts, choux, crudités, salade, champignons, germes de soja, fines herbes aromatiques
	Moyen	Légumes secs (pois, haricots, fèves, soja...)
	Élevé	Avocats, olives

GROUPE ALIMENTAIRE	NIVEAU DE DC	ALIMENTS
FRUITS	**Faible**	Tous les fruits frais sauf les suivants
	Moyen	Bananes et raisins, fruits de la passion, cerises, litchi
	Élevé	Fruits séchés et fruits oléagineux (dattes, abricots, pruneaux, figues, raisins) Fruits secs (noix, noisettes, amandes, pistaches, noix cajou, noix de coco)
CÉRÉALES, FÉCULENTS ET LÉGUMES SECS	**Faible**	Riz, blé, pâtes, semoule, maïs, pommes de terre vapeur, patates douces
	Moyen	Pain blanc, complet ou aux céréales, purée de pois chiches et de pommes de terre
	Élevé	Céréales en flocons pour le petit déjeuner, frites, chips, biscottes
SAUCES ET MATIÈRES GRASSES	**Faible**	Soja cuisine ("crème" de soja), sauce de soja (tamari), vinaigre simple, ketchup, coulis de tomates, crème fraîche allégée
	Moyen	Ketchup, sauce tomate, sauce barbecue
	Élevé	Crème fraîche 30%, beurre, huiles végétales, vinaigrettes, mayonnaises, sauces riches en MG (hollandaise, béarnaise, etc.)
PRODUITS SUCRÉS	**Moyen**	Gâteau de fromage blanc, flan pâtissier, glaces, confitures, coulis, crème anglaise, cheesecake, sirop d'érable ou d'agave, biscuits secs, crumble aux pommes, tarte aux fruits, pâtes de fruits
	Élevé	Chocolat, sucre, miel, bonbons, pâtisseries, sirop
BOISSONS	**Faible**	Eau, thé, infusion, café
	Moyen	Jus de fruits, cidre, bière, vin et champagne
	Élevé	Sodas, alcools, cocktails, lait de coco

POUR COMPLÉTER CETTE LISTE VOUS-MÊME

Rappel

Pour les plus mathématiciennes d'entre vous et si vous souhaitez vous repérer par rapport à des aliments courants qui ne figurent pas sur ma liste, voici la méthode de calcul de la densité calorique :

$$\text{DC (kcal/g)} = \frac{\text{apport calorique (kcal) de l'aliment donné}}{\text{la quantité (g)}}$$

Afin de classer vous-même vos aliments préférés, voici la répartition des différentes DC en fonction des groupes alimentaires :

1. Produits laitiers :
DC faible : de 0 à 1,1
DC moyenne : de 1,1 à 1,8
DC élevée : de 1,8 à 9

2. Viandes, œufs, poissons ou produits de la mer :
DC faible : de 0 à 1,3
DC moyenne : de 1,3 à 2
DC élevée : de 2 à 9

3. Fruits et légumes :
DC faible : de 0 à 0,6
DC moyenne : de 0,6 à 1,1
DC élevée : de 1,1 à 9

4. Féculents, céréales et légumes secs :
DC faible : de 0 à 1,6
DC moyenne : de 1,6 à 2,7
DC élevée : de 2,7 à 9

5. Sauces et matières grasses :
DC moyenne : de 0 à 2,5
DC élevée : de 2,5 à 9

6. Produits sucrés :
DC moyenne : de 0 à 3,5
DC élevée : de 3,5 à 9

7. Boissons :
DC faible : de 0 à 0,01
DC moyenne : de 0,01 à 0,85
DC élevée : de 0,85 à 9

Chapitre

III

Secrets de beauté, secrets de minceur

LES ALIMENTS FONDATEURS DE LA CUISINE JAPONAISE

Les Japonaises ont des secrets minceur et beauté, la densité calorique des aliments en est un. La répartition des aliments est aussi fondamentale : beaucoup de végétaux, avec des herbes et des épices, peu de viande, surtout de la volaille, plus de poissons et crustacés et des algues, des huiles riches en oméga-3, du soja, peu de fromages, quelques yaourts, des fruits, surtout des fruits secs et des baies, du thé vert et des eaux riches en calcium et magnésium.

Dans chaque groupe alimentaire, elles font aussi des choix souvent plus judicieux que les Européennes. J'ai sélectionné pour vous le meilleur, et surtout le plus simple à trouver et à cuisiner !

Secret n°1

LES LÉGUMES

Pour leur faible densité calorique

Vous l'avez déjà entendu : "Pour votre santé, mangez au moins cinq fruits et légumes par jour" ! En fait, ce sont surtout les légumes qui sont importants et doivent constituer au moins la moitié du repas.

Ils ont tellement d'atouts :

- Ils sont de faible densité calorique.
- Ils sont les principaux agents alcalinisants qui permettent de corriger l'acidité de notre alimentation.
- Ils contiennent des vitamines B9, ou folates, C, ainsi que des vitamines liposolubles (bêtacarotène, vitamines E et K).
- Ils apportent des fibres pour favoriser le transit.
- Ils participent activement à la prévention contre les cancers digestifs, grâce à leurs fibres et vitamines antioxydantes.
- Ils représentent la deuxième source de calcium après les produits laitiers.

Les légumes sont sans conteste des aliments à fort potentiel préventif des pathologies liées au vieillissement. Ils permettent de réduire la consommation de sucre, de gras, de sel, et ils apportent une foule de micronutriments essentiels.

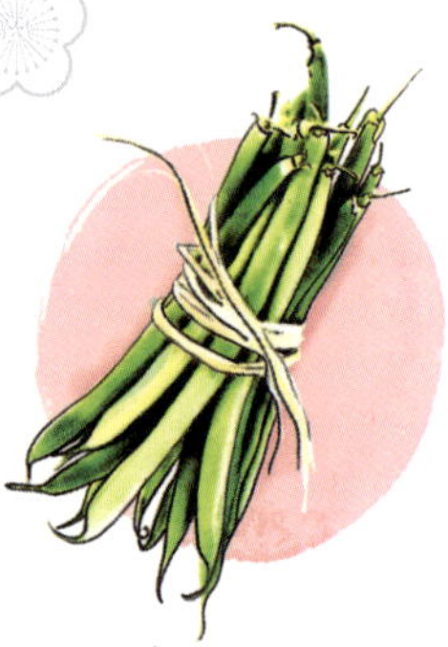

Haricots verts

Mon conseil

Les légumes à feuilles vertes sont riches en eau, peu caloriques et sont des mines de vitamines. Leurs feuilles peuvent servir d'« enveloppe » pour les cuissons en papillotes. Avec les fibres apportées par ces légumes, la digestion est facilitée. Privilégiez les choux et préférez le chou fermenté (la choucroute), plus digeste.

Les salades de goût amer (roquette, mâche, pourpier, pissenlit, cresson, frisée...) donnent de l'éclat au teint par leur richesse en oméga-3.

Secret n°2

LE KONJAC

Pour sa faible densité calorique

Le konjac est LE secret minceur des Japonaises depuis des millénaires.

En plus de sa densité calorique très faible, la plante est aussi utilisée en herboristerie asiatique pour le traitement du cancer et du diabète. En alimentation, on extrait de cette racine de la farine, qui, mélangée à un liquide (eau, jus de soja), forme un gel assez compact (le glucomannane absorbe cent fois son poids en eau) et cette pâte est appelée konnyaku. La pâte peut servir à réaliser des confiseries basses calories ou être mélangée à des jus de fruits. On trouve du konjac blanc nature et du konnyaku brun, additionné de paillettes d'algues. Quelle que soit sa couleur, le goût reste neutre.

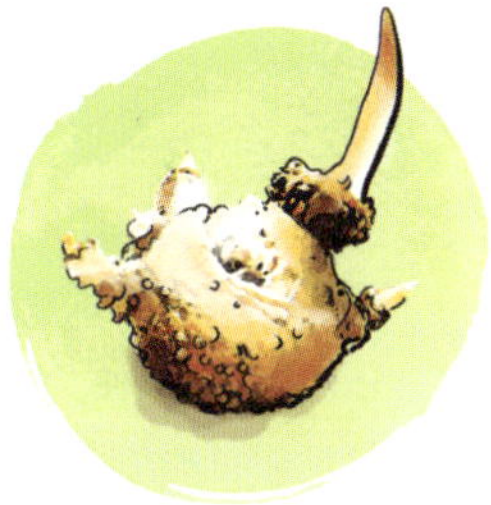

Racine de konjac

Les vertus médicinales du konjac :

- Il permet de lutter contre l'insulinorésistance, qui est la source de l'élévation de la glycémie, et donc de l'apparition du diabète.
- Il diminue le cholestérol sanguin.
- Constitué de fibres (70 %) non irritantes, il favorise le transit et nettoie le système digestif.
- Il est l'aliment anti-morosité par excellence. Sa saveur neutre laisse place à toute imagination et création : agrémentez-le de sauces, d'herbes, d'épices au gré de vos envies.

Mon conseil

Le konjac est l'ingrédient alimentaire fondamental qui va vous permettre de réussir une cuisine de faible densité calorique. 100 % naturel, il est le roi de la faible DC ! Il est l'ingrédient de base du konnyaku, mais aussi du gohan, des shiratakis et kishimens.

Le gohan se présente sous forme de grains comme le riz et peut s'accommoder de la même manière, poêlé ou cuisiné en risotto.

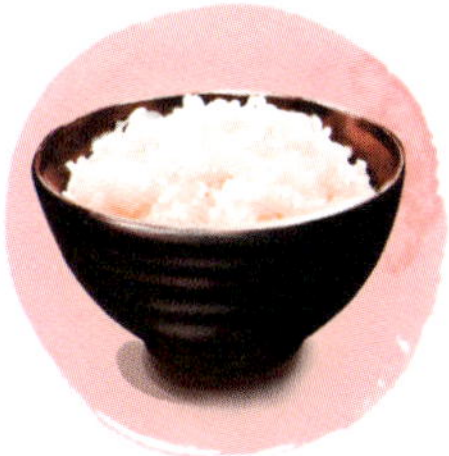

Gohan de Konjac

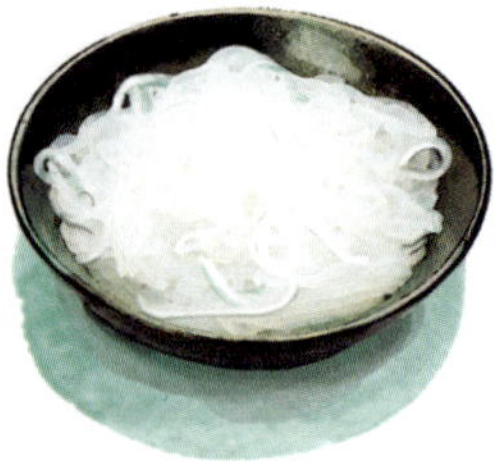

Shiratakis de konjac

Les shiratakis ressemblent à des spaghettis et sont utilisables comme tels, en accompagnement d'une viande ou d'un poisson, avec des légumes, en plat de base avec des sauces tomate ou pesto.

Les kishimens ressemblent davantage à des tagliatelles et, là encore, la préparation culinaire est similaire.

Le konnyaku, présenté en bloc, est une sorte de cake gélatineux à découper et à cuisiner comme le tofu. C'est le konjac de base utilisé en Asie depuis des millénaires. Constitué à 97 % d'eau, le reste étant des fibres solubles, il permet de donner du volume aux préparations sans ajouter de calories !

Ces produits sont de véritables alliés minceur, car ils peuvent être accommodés comme des pâtes et rassasient rapidement. Ils sont vendus dans des sachets où ils baignent dans de l'eau.

Secret n°3

LES LÉGUMES SECS OU LÉGUMINEUSES

Pour les protéines et le magnésium

Sous les appellations légumes secs ou légumineuses sont regroupés les lentilles, les pois (petits, chiches, cassés), les haricots secs (mungos, blancs, flageolets, azukis - des haricots rouges japonais), les fèves. Les légumineuses sont des plantes dont le fruit est contenu dans une gousse. Ce sont les premières plantes à avoir été cultivées et elles ont longtemps été considérées comme une nourriture de pauvres. Hormis les lentilles, ces légumes nécessitent un temps de trempage avant leur cuisson, pour leur restituer l'eau qu'ils ont perdue. Le trempage permet également de réduire la flatulence qui accompagne la digestion des légumineuses.

Vous les avez sans doute délaissées, pourtant elles sont une mine de bienfaits :

- Elles apportent des fibres, ce qui contribue à la régulation du transit et donc écourte le temps de contact des composés mutagènes avec le côlon et prévient le cancer colique. Les fibres protègent également du diabète.

- Elles contiennent des phytostérols, ce qui permet d'abaisser le cholestérol.

- Riches en potassium, magnésium et en calcium, elles aident à réduire la tension artérielle.

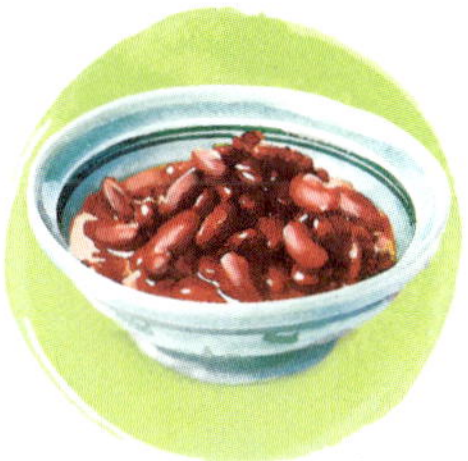

Azukis

Les légumineuses sont toutes riches en protéines, mais il leur manque certains acides aminés (tryptophane, cystine et méthionine). Le mieux est de leur associer des céréales ou de la viande.

Nous manquons de magnésium. D'après l'enquête nationale Suvimax, l'alimentation quotidienne des Français ne contient pas la dose suffisante de magnésium (les besoins journaliers en magnésium sont de 300 à 400 mg). Notre mode alimentaire a beaucoup changé depuis le début du XXe siècle, avec une diminution de la consommation de légumes secs, de céréales complètes et de fruits oléagineux (fruits secs comme les noix). Nos apports en magnésium se sont ainsi raréfiés et nous allons chercher dans les grignotages chocolatés ce que nous n'avons plus dans l'assiette. De plus, comme le magnésium est bénéfique à l'équilibre nerveux, si nous en manquons, nous sommes davantage stressés...

Mon conseil

Revenez à vos classiques ! Les bonnes petites recettes de famille dans lesquelles on mêlait légumineuses et légumes ou céréales redeviennent à la mode.

Secret n°4

LE RIZ

Pas de gluten, digestion facilitée

Le riz est cultivé en Chine depuis six mille ans à partir d'espèces sauvages originaires d'Asie. C'est une plante annuelle qui pousse sur des terrains inondés et sa culture requiert de nombreuses heures de travail. Ce qui lui confère un intérêt certain, c'est l'absence de gluten allergisant responsable de troubles digestifs inflammatoires. Les riz les plus intéressants sont le riz basmati, les riz semi-complets ou complets, le riz violet ou rouge. Le riz est une source de sucre lent, de zinc, de cuivre, de phosphore et de magnésium, ainsi que de vitamines B.

Au Japon, le riz est la céréale principale. L'équivalent du sandwich japonais est l'*onigiri* : c'est une boulette de riz enveloppée d'une feuille d'algue nori et contenant au cœur des morceaux de poisson, de viande, de légumes, d'algues.

Mon conseil

Les riz complets sont les plus intéressants, mais pour ne pas tomber dans l'extrême du tout brut, bio, naturel, vous pouvez tout aussi bien choisir des riz naturellement parfumés (basmati ou thaï).

D'une façon générale, il est conseillé de cuire le riz et les céréales dans une eau minéralisée, afin qu'ils se chargent en calcium, potassium et magnésium. La cuisson qui préserve le mieux les parfums délicats consiste à mettre le riz dans une casserole et couvrir d'eau (environ 1 cm au-dessus du niveau du riz), de porter à ébullition, puis de laisser cuire à feu moyen, jusqu'à apparition de petits cratères (ce qui signifie que l'eau s'est évaporée). Le riz est cuit et il est inutile de jeter l'eau de cuisson, ce qui préserve les arômes et les minéraux.

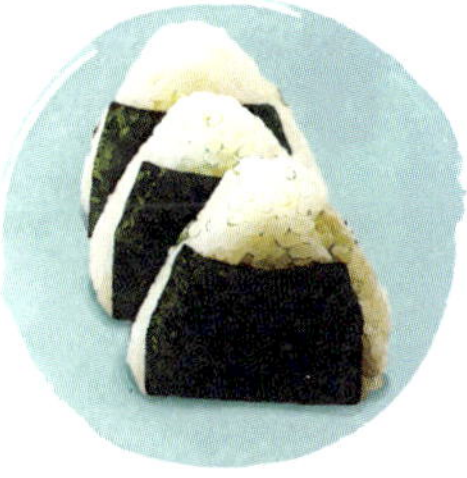

Onigiris

Les Japonaises consomment donc très peu de gluten

Les farines dérivées du blé, du sarrasin, du seigle, de l'avoine, de l'orge, du millet, du riz, du quinoa et du maïs, constituent l'ensemble du groupe féculent d'origine céréalière. Leur principale richesse réside dans leurs glucides, essentiellement de l'amidon. Ces céréales sont également riches en fibres, en phosphore, en magnésium et en zinc, et enfin en vitamines B et E, si l'on consomme les enveloppes des grains.

Le blé a la particularité de contenir du gluten, une substance qui devient visqueuse au contact d'un liquide. Le seigle en contient aussi, au contraire du riz, du sarrasin, du quinoa et du maïs.

C'est grâce au gluten que l'on fait du pain !

Le gluten est une protéine aux propriétés élastiques. S'étirant sous l'effet des gaz issus de la fermentation de la farine mouillée mêlée à la levure de boulanger, il permet que la pâte à pain "lève". La farine de blé est la seule à pouvoir donner une mie de pain aérée ou alvéolée.

Le gluten est connu pour être un élément facteur d'intolérance. Même s'il ne s'agit pas de l'intolérance vraie au gluten, qui induit des symptômes digestifs assez invalidants (diarrhée, maux de ventre, amaigrissement), l'hypersensibilité au gluten est plus discrète et donne des signes généraux plus modérés (une inflammation chronique du tube digestif, entraînant ballonnements, maux de ventre, diarrhée alternant avec constipation) et il est parfois presque impossible de penser que cela peut venir du gluten. Les symptômes vont de la simple migraine chronique, à l'arthrose, le reflux gastroœsophagien, la fatigue, les troubles du sommeil, l'anxiété, l'eczéma, les allergies...

Saviez-vous que l'on constate, en France, une recrudescence de l'hypersensibilité au gluten ? C'est parce que nous consommons beaucoup trop de blé, sous forme de pain, pâtes, semoule, boulghour, tarte, biscottes, biscuits. Faites l'expérience de supprimer ces produits et vous verrez la régularisation de vos troubles digestifs (ballonnements, maux de ventre), la disparition des douleurs articulaires et un meilleur drainage au niveau des veines et lymphatiques, donc l'amélioration de la cellulite sur les jambes.

La patate douce est un tubercule, mais n'est pas de la même famille que la pomme de terre ! Elle est consommée par l'homme depuis la préhistoire (soit douze mille ans) et est issue d'une plante à fleurs en clochettes cultivée dans les régions tropicales. Outre de l'amidon, la patate douce contient aussi du sucre saccharose (6 %).

Secret n°5

LA PATATE DOUCE

Pour ses vitamines antioxydantes

La patate douce est le légume préféré des centenaires d'Okinawa. Elle est plus riche en vitamines C et E que la pomme de terre, mais elle renferme également des caroténoïdes (vitamine A), révélés par la couleur orangée. En lui-même, ce tubercule est une capsule de protection contre l'oxydation par les radicaux libres !

Mon conseil

Pour bien conserver la patate douce, ne la placez pas au réfrigérateur, car le froid l'endommage. Conservez-la plutôt dans un endroit juste frais, à l'abri de la lumière pour éviter qu'elle germe.

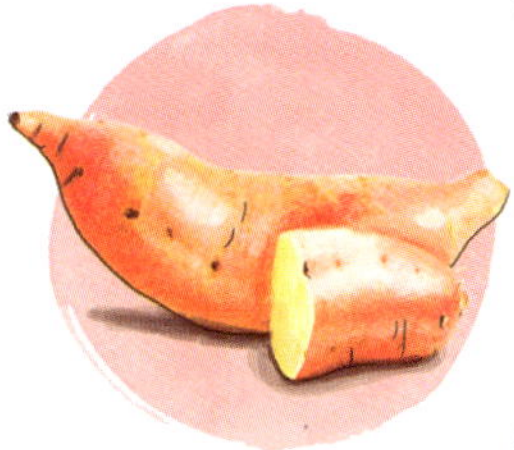

Patate douce

Secret n°6

LE SOJA

Pour les protéines végétales

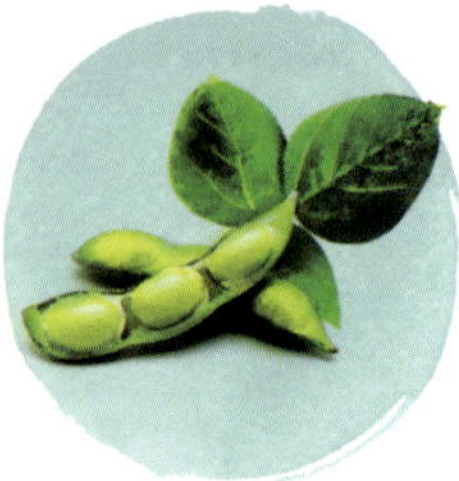

Soja

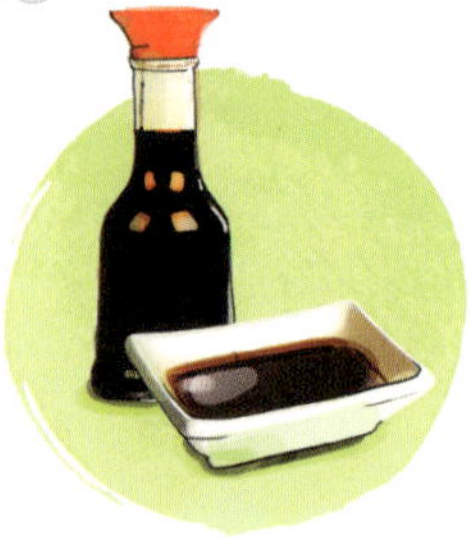

Tamari de Soja

Le soja est une légumineuse cultivée en Asie depuis treize mille ans. Il s'utilise sous toutes ses formes et de façon simple en cuisine. Ses graines peuvent être cuites à l'eau ou grillées (graines pour l'apéritif). Par broyage des graines de soja, on extrait un jus laiteux, appelé *tonyu*. Celui-ci est filtré et peut se consommer nature ou aromatisé, il peut également être enrichi en calcium et sa composition se rapproche alors de celle du lait de vache, sans graisses saturées, ni cholestérol. Les yaourts et les crèmes dessert à base de soja sont constitués à partir de ce jus. La crème et le jus de soja peuvent servir à la préparation de boissons : les soja-shakes.

Le tofu est obtenu par coagulation du *tonyu*. C'est une pâte dont le goût neutre lui permet d'entrer dans la composition de nombreuses recettes. Le tofu sert en particulier à la confection d'excellents steaks végétaux, qui constituent de parfaits substituts à la viande. Contrairement aux autres légumineuses, tous les acides aminés sont présents dans le soja et l'excellent niveau de digestibilité des protéines de soja permet d'affirmer qu'il s'agit d'une protéine complète. C'est donc un aliment à intégrer toutes les semaines pour diminuer la consommation de viande.

À partir des graines, on fait également de la farine, pour fabriquer des nouilles. Au Japon, le soja sert aussi à confectionner des condiments : une sauce appelée *tamari* et une pâte plus ou moins salée appelée *miso*, qui est la base pour la confection d'un bouillon.

Mon conseil

Pensez toutes les semaines aux steaks végétaux de tofu pour diminuer la consommation de viande rouge tout en conservant une excellente qualité de protéines.

Secret n°7

LES POISSONS ET CRUSTACÉS

Pour les oméga-3 et les protéines

Tout ce qui vient de la mer est une source de bienfaits. Des protéines de bonne qualité, de bonnes graisses oméga-3, du magnésium, de la taurine (un acide aminé) et de l'iode, et surtout l'absence de graisses saturées. Les crustacés contiennent en plus du zinc, élément important pour la constitution et la réparation des tissus. Les poissons fournissent de précieux oligoéléments : sélénium, iode, phosphore, calcium, mais également des protéines à haute valeur biologique. Les bons minéraux et la taurine aident dans la lutte contre le stress, la fatigue, l'hypertension, stimulent l'humeur et la glande thyroïde, et donc le métabolisme.

Pourquoi les acides gras oméga-3 sont-ils si précieux ?

Ils sont indispensables au fonctionnement cérébral, renforcent les membranes cellulaires, freinent le stockage des graisses et luttent contre l'inflammation. C'est au Groenland que l'on a compris les bienfaits des oméga-3 EPA et DHA. Les Inuits se nourrissent exclusivement de la chair de poissons et de mammifères marins, et ils n'ont absolument pas de pathologies cardio-vasculaires. Les oméga-3 diminuent en effet le mauvais cholestérol sanguin et augmentent le bon, ils réduisent l'agrégation plaquettaire, donc le risque de caillots suscitant des thromboses. Les oméga-3 sont également précieux pour le cerveau, ils préviennent les démences séniles.

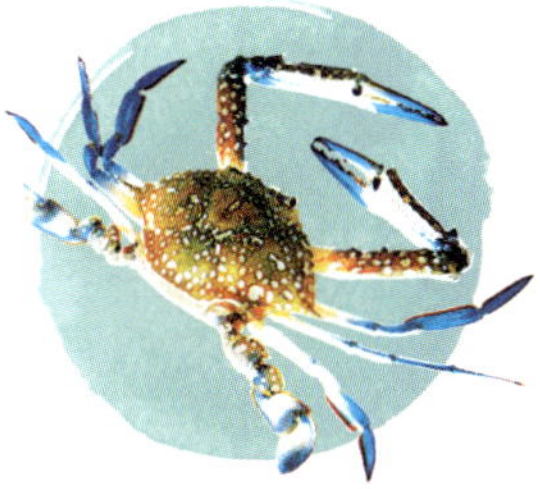

Crabe

Quels sont les poissons gras ? En voici la liste : sardine, maquereau, hareng, anchois, thon, saumon, esturgeon (dont on extrait le caviar), flétan, turbot, rouget, daurade, anguille, truite saumonée.

Poisson sauvage ou d'élevage ?

Les poissons d'élevage sont nourris avec des farines de poisson et des céréales enrichies avec des huiles. Les saumons d'élevage bio ont une nourriture constituée exclusivement de farine de poisson enrichie en oméga-3. À l'analyse nutritionnelle, on constate que leur teneur protéique est similaire à celle des poissons sauvages, mais leur teneur en oméga-3 est régulièrement supérieure ! L'élevage bio donne donc des poissons de bonne qualité et permet d'en acheter plus souvent, le poisson étant alors moins onéreux.

Secret n°8
LES ALGUES

Pour l'iode, les oméga-3 et les protéines

Vertes, jaunes, rouges, ou encore brunes, géantes ou microscopiques, les algues se comptent en milliers d'espèces et sont le principal fournisseur d'oxygène sur la Terre. Méconnues par rapport aux plantes terrestres, elles recèlent pourtant des propriétés nutritives à exploiter, cependant seulement quelques-unes sont comestibles. Au Japon, les algues sont consommées depuis des siècles et entrent dans l'alimentation de base quotidienne. Attention, il n'est pas conseillé d'en faire la cueillette sauvage, car ces algues sont capables d'accumuler des polluants tels que les métaux lourds (arsenic). Elles proviennent pour la plupart de cultures spécifiques et souvent bio.

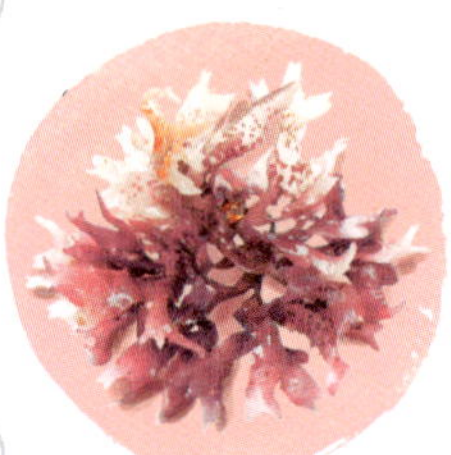

Algue rouge dont est issu l'agar-agar

Parce qu'elles sont un aliment naturel et renouvelable et parce que les ressources poissonnières de la mer s'amenuisent, les algues, pleines de protéines, pourraient bien devenir un mets de choix dans l'avenir.

Aliments presque complets, les algues apportent beaucoup d'iode : 25 g d'algues en poids sec sur une semaine couvre la totalité des besoins ! L'iode stimule le fonctionnement de la glande thyroïde, et donc le métabolisme de base, la forme et la minceur. Elles sont également riches en protéines, en bons oméga-3 utiles à l'hydratation cutanée et à la structure du collagène du derme, et en vitamine B12, ce qui est intéressant pour les végétariens puisque cette vitamine n'existe par ailleurs que dans les viandes. Toutefois, les algues sont une source d'apport en sel.
Elles peuvent être consommées sèches en amuse-

gueules, crues ou cuites, incorporées à des recettes. Les Japonais les cultivent et les cuisinent comme légumes. L'une de leurs spécialités à base d'algue a traversé les frontières : il s'agit du maki, enveloppé dans une feuille de nori.

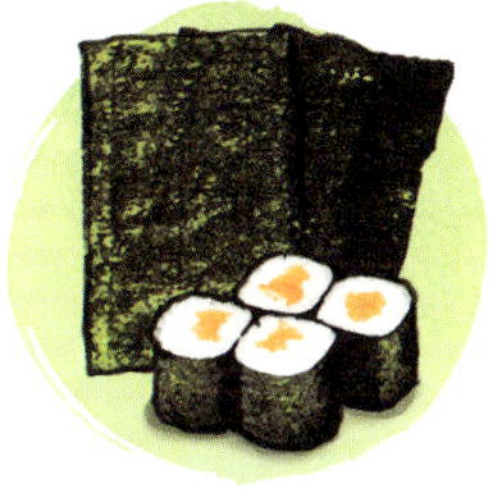
Feuilles de Nori

Le nori, ou porphyra

Le nori a une valeur nutritive exceptionnelle. La qualité de ses protéines (30 % de son poids) est proche de celles des œufs ; en outre, il concentre phosphore, fer, provitamines A et B12. Sa saveur relevée et parfumée rappelle le thé ou le champignon séché.

Le nori pour réaliser des makis est vendu par paquets de feuilles séchées. Les aonori (autre forme de nori) : elles sont vendues sous forme de paillettes ou de flocons et sont à parsemer sur du riz, des shiratakis, des pâtes ou des salades.

Le wakamé

Le wakamé est une grande algue brune de la famille des Laminariales avec une nervure centrale, verte et translucide, séparant les "feuilles" trilobées. C'est une espèce cultivée en Bretagne, mais d'origine japonaise. Elle a un goût très doux, Elle peut se manger cuite, les feuilles plus tendres cuisent en 10 minutes, mais il faut les retirer de la nervure centrale qui requiert 20 à 30 minutes de cuisson.

Le wakamé est riche en calcium, vitamines B12 et C, sodium, fer et potassium. Il contient aussi beaucoup d'acides aminés bénéfiques pour la peau, intéressants pour le renouvellement cellulaire épidermique et dermique.

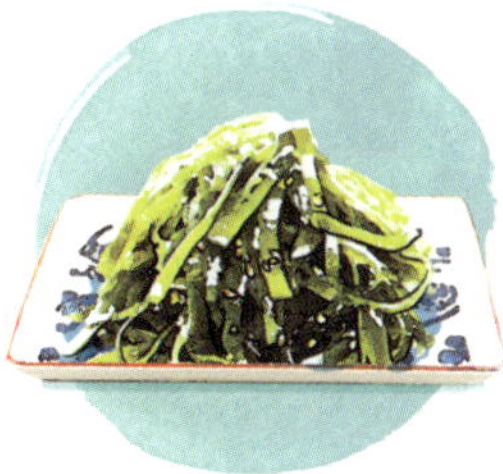
Wakamé en salade

On le trouve en sachets d'algues en feuilles ou en paillettes, déshydratées, il suffit de plonger la quantité désirée dans de l'eau froide et de laisser gonfler l'algue 4 à 6 minutes. Elle pourra alors tripler de volume. Elle reprendra alors toute sa saveur ainsi que sa texture de base. Elle renforce les saveurs d'un potage, s'utilise dans les tourtes et les salades, et accompagne les poissons, les fruits de mer et les viandes blanches, mais aussi le riz ou les céréales.

L'agar-agar

C'est une algue rouge d'origine japonaise 100 % naturelle et végétale. Elle n'est utilisée en cuisine qu'une fois déshydratée et réduite en poudre. On s'en sert comme gélifiant, comme substitut à la gélatine (qui est, elle, d'origine animale). L'agar-agar a également des propriétés nutritionnelles : il favorise la satiété et l'élimination des toxines, une action détox qui est aussi efficace sur les résidus de pesticides ingérés. Il est un allié des régimes minceur.

La laitue de mer

De couleur verte, son goût est proche de l'oseille et elle a une texture souple. Crue, elle s'ajoute à toutes les préparations, principalement dans les salades, les sauces, les potages, et peut servir comme papillote. Elle est assez riche en protéines.

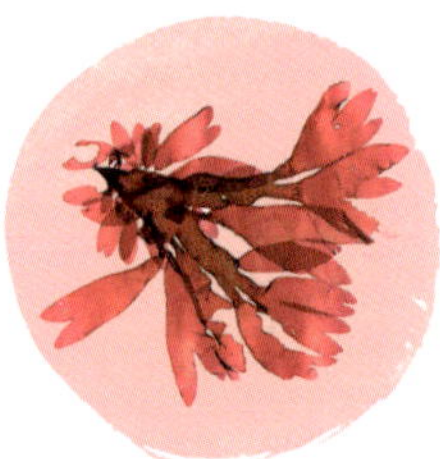

Dulse

La dulse

Elle a une saveur douce, croquante lorsqu'elle est crue et fondante après cuisson. Cette algue de couleur rouge, cultivée en Bretagne, peut aussi être incorporée dans des salades, des tartares de saumon ou des coquilles Saint-Jacques.

Elle s'accommode très bien d'une vinaigrette avec des échalotes et des câpres. Elle est très riche en vitamines du groupe B. On peut également la trouver déshydratée, en paillettes à saupoudrer sur des salades.

Le kombu

Sa saveur est sucrée et iodée, sa texture croquante et charnue.

Le kombu se déguste en papillote, pour cuisiner des aumônières, ou plus simplement en bouillon avec des dés de tofu ou pour la cuisson des lentilles ou des haricots secs. Richissime en iode, il est utilisé en Chine pour soigner les goîtres.

X Le haricot de mer, ou salicorne

Cette algue au goût iodé est assez tendre et fondante, elle remplace avantageusement les légumes dans une salade composée ou peut servir d'accompagnement pour les poissons et se cuisine comme les haricots verts.

La salicorne est récoltée essentiellement en baie de Somme et en Camargue. C'est une plante qui pousse dans les prés salés recouverts par la mer lors des fortes marées. Elle est riche en minéraux (calcium, phosphore et magnésium) et en vitamine C. Elle est vendue en bocaux au naturel ou fraîche en poissonnerie.

Mon conseil

Il n'est pas nécessaire de vous familiariser avec toutes les algues japonaises. L'agar-agar est très simple à utiliser. Apprenez aussi à cuisiner le nori et le wakamé, comme condiments pour agrémenter un plat.

Secret n°9

ÉPICES ET FINES HERBES

Pour leur capital antioxydant "spécial beauté"

Dans la cuisine japonaise, on utilise fines herbes et épices en abondance. Toutes deux parfument les mets et apportent un concentré de bienfaits pour la santé. Les épices tout comme les herbes aromatiques ont une étonnante richesse en micronutriments protecteurs, anti-âge. Leur utilisation régulière permet de donner du goût et donc de consommer moins de sel.

L'utilisation d'épices permet d'abaisser la quantité de sel dans un plat. C'est pourquoi elles sont recommandées pour diminuer la rétention d'eau.

Au Japon, sont principalement consommés le gingembre, le curcuma, l'ail, l'oignon, la cannelle et la poudre d'écorce d'agrumes. Mais rien ne vous empêche de profiter des bénéfices qu'offrent nos aromates plus familiers.

CÔTÉ ÉPICES

Parmi les épices les plus étonnantes :

✕ Le curcuma, l'épice par excellence

Également appelé "safran d'Asie", le curcuma est reconnu dans les médecines traditionnelles pour ses propriétés antioxydantes. Il aide l'organisme à lutter contre le stress et à maintenir l'efficacité des défenses naturelles. Il est probablement l'anti-inflammatoire naturel le plus puissant identifié à ce jour. Il joue aussi un rôle dans la prévention des cancers du poumon, du côlon, du sein et du rein. Au Japon, sa consommation est élevée : en moyenne 1,5 à 2 g par jour (l'équivalent d'un quart à une demi-cuillerée à café).

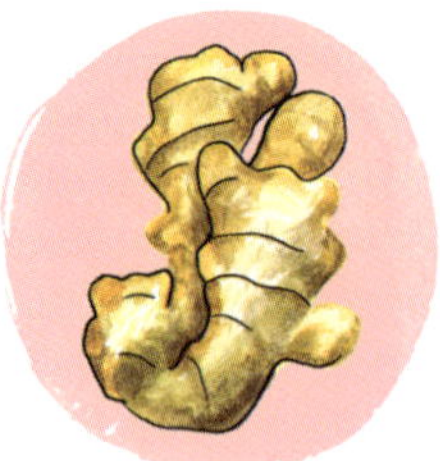

Gingembre

✕ Le gingembre

Ce sont en réalité les rhizomes (sortes de racines) d'une plante vivace tropicale que l'on appelle gingembre. Il se caractérise par son arôme chaud, épicé, un peu citronné et subtilement camphré. Il se consomme frais, râpé ou en fines lamelles, ou encore conservé en saumure ou dans du vinaigre. Il s'utilise également séché, en poudre dans les plats salés, mais aussi dans la pâtisserie ou pour parfumer des boissons. Il a des vertus apéritives et digestives et légendairement aphrodisiaques...

Le wasabi

C'est une plante proche du raifort utilisée comme condiment dans la cuisine japonaise. Riche en isothiocyanates, il est protecteur de l'émail dentaire, préserve des caries pour garder un beau sourire et a des effets anticancérigènes.

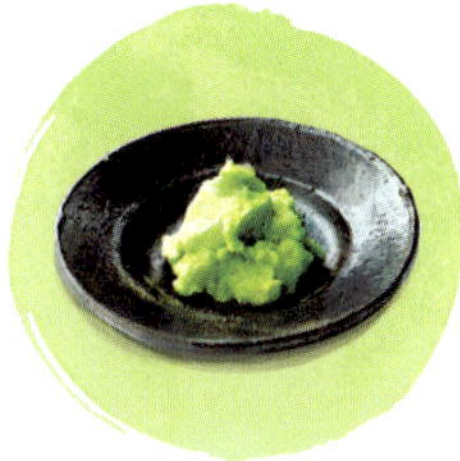

Wasabi

Le safran

C'est la plus chère des épices, mais également la plus riche en antioxydants. Savez-vous qu'il faut 150000 fleurs d'un crocus spécifique pour fournir 1 kg de safran ? Cette épice parfume incomparablement et colore en jaune, le riz par exemple. Elle a une action tonique sur la digestion et stimule également le métabolisme par sa richesse en vitamines B.

Le curry

Le curry est un mélange d'épices et d'herbes séchées d'origine indienne : le massala. Les Anglais ont rebaptisé ce mélange kari (qui signifie "feuilles séchées"), qui s'est ensuite décliné en curry. Il existe des mélanges très divers de curry, certains sont plutôt destinés à accompagner le poisson. En général, les épices constituant le curry sont le cumin, la coriandre, le curcuma, le girofle, le poivre, le piment de Cayenne.

La cannelle

La cannelle est une écorce odoriférante d'un arbuste de la famille des Lauracées. Elle est incisée directement sur l'arbre puis mise à sécher, c'est alors qu'elle s'enroule sur elle-même, formant des bâtonnets. Elle peut être ensuite réduite en poudre. La cannelle de Ceylan est douce, alors que celle de Chine est plus âcre.

C'est certainement l'épice la plus utilisée au monde pour parfumer aussi bien les plats salés que la pâtisserie. Elle contient une huile essentielle aux propriétés toniques, digestives, stimulantes et bactéricides. La cannelle est reine pour abaisser le cholestérol (à condition d'en consommer une cuillerée quotidiennement), elle aide à perdre du poids ainsi qu'à hydrater la peau et à fortifier les cheveux.

CÔTÉ FINES HERBES

Parmi les herbes aromatiques, il en est de tout aussi étonnantes qui stimulent l'immunité et renforcent, grâce à leurs minéraux, la structuration du derme, donc contribuent à éviter le relâchement cutané.

X Le persil

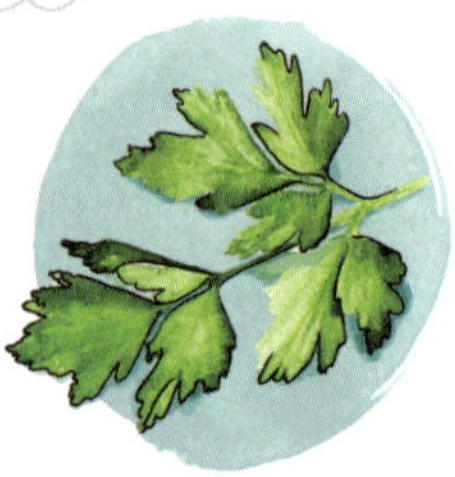

Persil

Plat ou frisé, le persil a une saveur douce rappelant le céleri. Il s'utilise frais, congelé ou séché, ajouté au dernier moment aux préparations, puisqu'il ne faut pas le cuire afin de préserver au maximum sa saveur et ses propriétés. Il est sans conteste l'as des fines herbes. En effet, il peut être considéré à lui seul comme un complément d'apport vitamino-minéral : 10 g de persil (soit 1 cuillerée de persil ciselé) apportent 15 % des apports journaliers recommandés (AJR) en vitamine C, 30 % des AJR en vitamine A et 5 % en vitamine B9.

X L'estragon

L'estragon, aussi nommé "petit dragon", est originaire d'Asie où il était utilisé comme remède pour ces effets diurétiques, antiseptiques, digestifs, apéritifs et antispasmodiques. Il a une saveur légèrement anisée et supporte bien la cuisson ; il parfume les sauces des poissons et des volailles. Attention, toutefois, ne l'associez pas à d'autres fines herbes, car il emportera le goût.

X Le basilic

Le basilic est une plante aromatique originaire d'Inde, mais aujourd'hui cultivée en France, sous climat tempéré. En cuisine, on se sert des feuilles et des tiges de basilic, frais de préférence, car son essence est très volatile. Pour la même raison, il supporte mal la cuisson. Il peut être conservé dans de l'huile d'olive et, avec une purée d'ail et de pignons, il constitue alors la sauce pesto. Outre ses qualités gustatives si caractéristiques pour ensoleiller nos plats, le basilic possède d'intéressantes propriétés antiseptiques et est un excellent remède contre les aphtes.

Mon conseil

Achetez les herbes et les épices toujours entières et ne les ciselez qu'au dernier moment.

Toutes ces plantes peuvent être incorporées dans une sauce à base d'huile riche en oméga-3, telle que l'huile de colza, associées à de la crème de soja, des algues, des champignons et du vinaigre, ou encore mieux à du jus de citron. On peut également y mêler du tamari pour obtenir une sauce soja moins salée.

Secret n°10

LES FRUITS

Pour les antioxydants

Les Japonaises ne consomment pas plus de fruits que nous et quasiment les mêmes. Les fruits sont des aliments de beauté par excellence, pour leur richesse en antioxydants. Les Japonaises aiment particulièrement les pommes fuji, c'est une variété de pomme rouge très sucrée, riche en jus et à la texture ferme et croquante. Au Japon, cette variété représente 80 % de la consommation nationale.

Les Japonaises consomment également du yuzu, une variété japonaise de citron très parfumée à mi-chemin entre la mandarine et le citron. Son zeste facile à détacher est utilisé comme condiment, son jus sert à l'assaisonnement, un peu comme le jus de citron dans la cuisine occidentale. Le yuzu connaît un succès croissant auprès des meilleurs restaurants européens et américains.

Mention spéciale également pour le citron, les raisins secs, les fruits rouges, l'avocat, les amandes et les noix.

Les fruits sont riches en fibres, faibles en sodium et sont une excellente source de potassium. Leur densité calorique et leur taux de sucre sont assez faibles.

Yuzu

Les fruits séchés (figues, dattes, pruneaux, raisins secs…) sont, eux, plus riches et à consommer avec modération. Les fruits oléagineux sont riches en bonnes graisses oméga-3, en fibres et en magnésium et calcium. Les noix, les amandes, les noisettes sont des aliments assez riches énergétiquement, mais qui procurent une satiété avec de bonnes calories et empêchent d'en ingérer de mauvaises (confiseries, produits gras et sucrés). Ces fruits sont bien meilleurs au naturel, émondés sans torréfaction ni ajout de sel. Ils regorgent de bons acides gras et de zinc, capital pour le renouvellement cellulaire de la peau. Les noix sont une bonne source de vitamine E, laquelle est très impliquée pour lutter contre l'oxydation des membranes cellulaires et tout particulièrement bénéfique pour la peau. Elles apportent également

des acides gras insaturés essentiels à la souplesse et la bonne qualité de la peau.

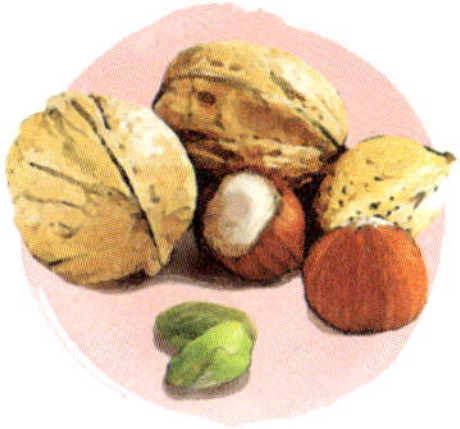

Oléagineux

Mon conseil

Achetez vos fruits mûrs à un producteur local, car s'ils ont voyagé, ils ont laissé une partie de leurs bagages vitaminiques dans leur pays d'origine ! Pour la même raison, consommez-les sans tarder.

Choisissez des fruits et légumes de saison, ils contiennent plus de vitamines, et apprenez à les stocker le moins longtemps possible dans un endroit frais et à l'abri de la lumière.

Optez pour des fruits colorés, ce sont les plus riches en antioxydants. Plus vous mangez coloré, plus vous vous garantissez l'apport de vitamines pour le tonus : vitamine A dans les fruits orangés (melon, mangue, papaye, abricots), vitamine C dans les fruits rouges, les agrumes, les kiwis, vitamine B dans les pommes et les poires et vitamine E dans les fruits gras (avocat, noix, amandes).

Pensez aux oléagineux de temps en temps en remplacement des matières grasses classiques, pour le petit déjeuner par exemple.

Secret n°11

LES BONNES HUILES VÉGÉTALES

Pour les bons oméga-3

La souveraine est l'huile de colza, pauvre en acides gras saturés (hypercholestérolémiants) et en oméga-6 (pro-inflammatoires) et riche en acides gras mono-insaturés aux propriétés anticholestérolémiantes (comme l'huile d'olive) et en oméga-3. Les oméga-3 favorisent les échanges intercellulaires, notamment pour les neurones, contribuant à une amélioration de l'humeur et de la mémoire, à la protection du cœur et des vaisseaux, à la préservation de l'hydratation des cellules cutanées. Ils sont aussi anti-inflammatoires et antiallergiques et aident à réduire le surpoids.

Autant de nobles qualités pour ces acides gras qui font défaut dans notre consommation quotidienne. Alors, changez pour le meilleur ! L'huile de colza perd ses bonnes propriétés à la cuisson. Elle est donc inadaptée pour faire cuire les aliments. Utilisez-la à raison de 2 cuillerées à soupe par jour en assaisonnement de salades et réservez l'huile d'olive aux cuissons. Vous pouvez également choisir des margarines, pour les tartines, fabriquées avec des huiles de colza.

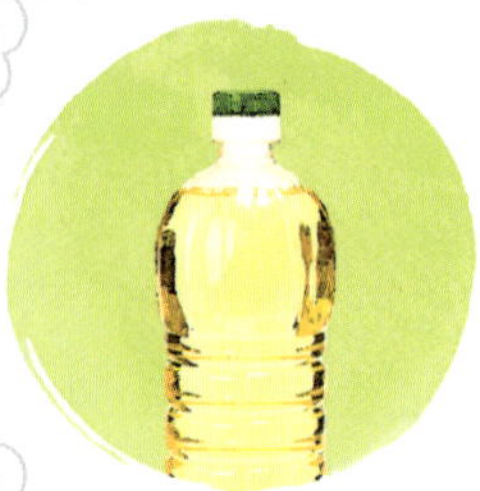

Huile

Mon conseil

Il faut toujours avoir de l'huile de colza dans ses placards pour assaisonner. Varier les huiles est aussi important pour profiter des qualités de chacune. Alternez l'huile de colza avec l'huile d'olive et utilisez cette dernière pour cuisiner.

Au Japon, pour les cuissons à températures élevées comme au wok, ils utilisent l'huile de sésame. Cette huile riche en oméga-9 et 6 est très résistante aux hautes températures, ce qui n'est pas le cas de l'huile de colza. C'est une huile au goût assez marqué (souvent trop) de sésame grillé, elle peut aussi être utilisée en assaisonnement.

Secret n°12

L'EAU : LA VIE

Pour les bons minéraux

Vous savez déjà que consommer 1,5 litre d'eau par jour est fondamental pour votre corps. Mais il est tout aussi important de boire des eaux riches en calcium (au moins 400 mg/l) et en magnésium (au moins 80 mg/l), mais pauvres en sodium et en nitrates. Elles sont idéales si elles sont bicarbonatées pour lutter contre l'acidose métabolique. La présence de bicarbonates améliore les effets du calcium. L'idéal est de varier les eaux : 2 verres par jour d'une eau pétillante bicarbonatée, 4 verres d'eau minérale riche en calcium et magnésium et 2 à 3 verres d'eau de source ou du robinet (si vous êtes dans une région où vous avez la garantie que l'eau du robinet n'est pas riche en chlorure, sulfates, nitrites, en aluminium, plomb ou autres polluants...).

Contrairement aux laitages, le calcium de l'eau n'est pas associé à des calories, il est bien absorbé par l'organisme et solidifie les os, diminue la tension artérielle et les risques du cancer colique. Le magnésium réduit la fatigue, améliore la réactivité au stress et protège les vaisseaux.

Mon conseil

Alternez les eaux riches en calcium (au moins 400 mg/l), en magnésium (au moins 80 mg/l), pauvres en sodium et en nitrates et bicarbonatées.

Il est astucieux de se servir d'eau minérale plate pour faire le thé et les soupes, afin de renforcer l'apport en minéraux.

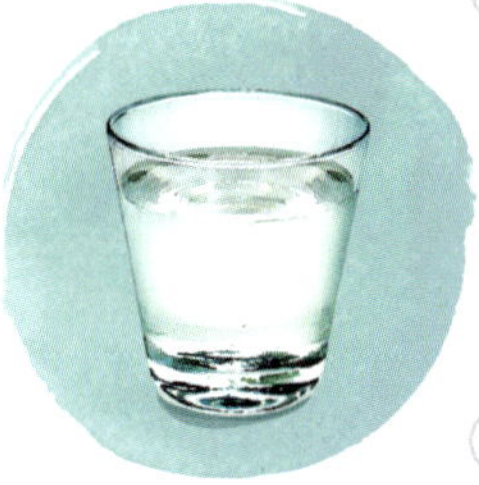

Eau

Secret n°13

LE THÉ

Plus qu'une boisson, un art de vivre

Le théier, ou *Camellia sinensis*, est originaire d'Asie. Deux cents ans avant Jésus-Christ, le thé était considéré comme un élixir de vie éternelle. Il est bu en Europe seulement depuis 1610. La différence entre le thé vert et le thé noir tient à la moindre durée de fermentation du thé vert.
Vert ou noir, il contient de la théine qui est à la fois dynamisante et relaxante au niveau physique et psychique. Il est aussi une source inattendue d'acides flavonoïdes, antioxydants protecteurs des cellules.

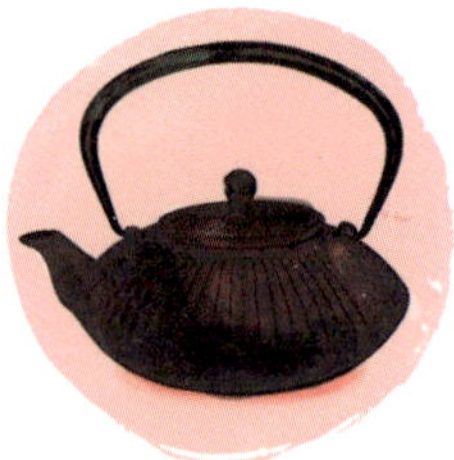

Théière

Les Japonais sont les plus gros consommateurs de thé au monde. Et ils ont une véritable passion pour le thé vert, qu'ils consomment toute la journée et au cours des repas comme nous consommerions de l'eau minérale.

Les Japonais boivent plusieurs sortes de thé vert : **sencha, gyokuro, shincha, genmaicha...** Le plus courant est le thé vert sencha. Il a un goût légèrement amer, presque herbeux. L'amertume est liée à la forte présence de catéchines, des polyphénols aux propriétés antioxydantes. Les catéchines du thé sont également impliquées dans le contrôle du poids. Les capacités du thé vert à augmenter les dépenses d'énergie et l'oxydation des graisses semblent spécifiquement dues à la présence de catéchines.

Le gyokuro est un thé vert qui provient de plantations protégées du soleil par des stores, ce qui permet de limiter la production de catéchines (les polyphénols antioxydants qui donnent un goût légèrement amer au thé). C'est donc un thé très doux C'est le plus onéreux des thés verts, le plus noble et le plus raffiné du monde. Il contient peu de théine.

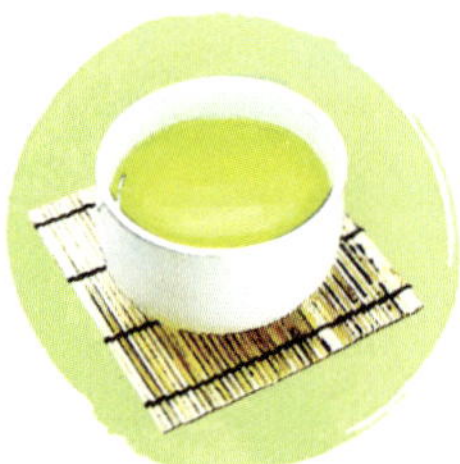

Thé sencha

Le sobacha (ou "thé de sarrasin") est une spécialité japonaise qui n'a du thé que le nom. Il s'agit de sarrasin torréfié. Contrairement aux céréales comme le blé, le sarrasin ne contient aucun gluten. Le sobacha peut être utilisé en infusion. Dans une salade, il apporte un peu de croustillant, des protéines et des vitamines B1, B2, B3 et N6, ainsi que des minéraux (magnésium, potassium, cuivre, calcium, fer et phosphore).

Le thé vert matcha, utilisé au Japon dans la cérémonie du thé, est considéré comme l'un des plus raffinés. Il a longtemps été considéré comme un véritable médicament par les samouraïs. Le matcha est une poudre très fine de thé vert moulu, qui a été broyé entre deux pierres. Il est doté de qualités nutritionnelles exceptionnelles, qui sont le fait des soins apportés lors de sa culture : quelques semaines avant la récolte, les buissons de thé sont couverts pour les protéger de la lumière directe du soleil. Cela ralentit la croissance de la plante, rend ses feuilles plus sombres et entraîne la production d'acides aminés qui adoucissent le goût du thé. Ces feuilles de thé dépliées pour le séchage, appelées tencha, sont ensuite moulues en une poudre très fine d'un vert clair et deviennent matcha.

Sachez que le thé vert matcha est l'un des nutriments les plus riches en antioxydants au monde. Sa concentration en catéchines est 137 fois supérieure à celle du thé vert classique consommé en infusion.

Comment préparer un thé matcha ?
Versez l'eau bouillante directement dans le bol contenant quelques grammes de poudre de thé matcha et battez au fouet à thé (chasen) jusqu'à ce que le mélange devienne mousseux, couleur vert jade.

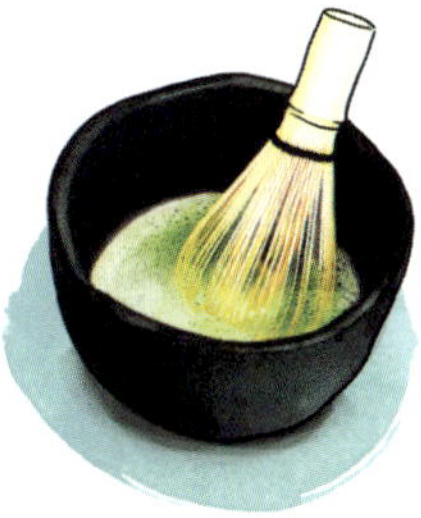

Thé matcha

Mon conseil

On peut régulièrement boire trois tasses de thé vert japonais par jour et faire de temps à autre "une cure" de thé matcha sous forme de boisson ou incorporé dans des desserts.

POUR TOUT RETENIR DES SECRETS MINCEUR ET BEAUTÉ DES JAPONAISES

LES LÉGUMES VERTS	*Pour leur faible densité calorique* *Pour les antioxydants et les fibres*	Cinq fois par jour... Crus, cuits, en soupe ou en purée ! Privilégiez les salades de goût amer (roquette, mâche, pourpier, pissenlit, cresson, frisée...) qui donnent de l'éclat au teint par leur richesse en oméga-3.
LE KONJAC	*Pour sa faible densité calorique* *Pour les fibres*	Pensez aux shiratakis de konjac (sorte de spaghettis), aux kishimens (sortes de tagliatelles) et au gohan de konjac (qui ressemble à des grains de riz). Ces produits sont de véritables alliés minceur car ils peuvent être accommodés comme des pâtes et rassasient rapidement.
LES LÉGUMINEUSES	*Pour les protéines et le magnésium*	Revenez à vos classiques ! Les bonnes petites recettes de famille dans lesquelles on mêlait légumineuses et légumes ou céréales redeviennent à la mode.
LE RIZ	*Pour l'absence de gluten et une digestion facilitée*	Privilégiez les riz complets. Faites cuire le riz et les céréales dans une eau minéralisée, afin qu'ils se chargent en calcium, potassium et magnésium. Le quinoa et le sarrasin, le maïs sont également dépourvus de gluten.
LA PATATE DOUCE	*Pour les vitamines antioxydantes*	Pensez-y pour ses vitamines, ses fibres et ses sucres lents rassasiants, en dessert ou en légume.
LE SOJA	*Pour les protéines*	Consommez du soja et du tofu régulièrement. Les steaks de tofu permettent de diminuer sa consommation de viande tout en garantissant un apport en protéines d'excellente qualité.
LE POISSON	*Pour les protéines et les oméga-3*	Plus il est gras et plus il vous aide à maigrir, parce que riche en oméga-3 qui favorisent les échanges cellulaires.

LES ALGUES	*Pour l'iode, les oméga-3 et les protéines*	Il n'est pas nécessaire de vous familiariser avec toutes les algues japonaises. L'utilisation du nori et du wakamé est un bon début. Apprenez à les cuisiner en morceaux ou en poudre, comme condiments pour agrémenter un plat. Privilégiez l'agar-agar pour son effet satiété, en poudre dans les boissons ou en filaments pour agrémenter un plat ou une soupe.
LES ÉPICES ET FINES HERBES	*Pour les vitamines antioxydantes et pour le goût*	Les épices et fines herbes vous permettront de lever le pied sur le sel. Pensez aux curcuma, safran, clou de girofle, coriandre, persil, thym, romarin, menthe, estragon basilic, gingembre. À ciseler et incorporer au dernier moment dans une sauce ou à parsemer sur des aliments.
LES FRUITS	*Pour les antioxydants qui favorisent une peau éclatante et bien hydratée*	Achetez des fruits et légumes de saison, mûrs, et consommez-les rapidement. Optez pour des fruits colorés, ce sont les plus riches en antioxydants et pensez aux oléagineux de temps en temps, au petit déjeuner par exemple.
L'HUILE DE COLZA	*Pour les oméga-3*	Il faut toujours avoir de l'huile de colza dans ses placards pour assaisonner. Alternez l'huile de colza avec l'huile d'olive pour les assaisonnements et utilisez cette dernière ou une huile de graines mélangées pour cuisiner.
LE THÉ VERT JAPONAIS	*Pour les antioxydants*	Buvez régulièrement au moins trois tasses de thé vert japonais par jour et faites de temps à autre une "cure" de thé matcha en poudre, sous forme de boisson ou incorporé dans des desserts.
LES EAUX RICHES	*Pour le calcium et le magnésium*	Alternez les eaux riches en calcium (au moins 400 mg/l) et en magnésium (au moins 80 mg/l), pauvres en sodium et en nitrates et bicarbonatées. Il est astucieux d'utiliser de l'eau minérale pour le thé et les soupes.

DEUX PETITS PLUS EN MOINS...

Les Japonaises ont deux derniers secrets en plus : elles consomment moins de viandes rouges que nous et moins de produits laitiers.

MOINS DE VIANDE ROUGE

Ce n'est pas moi qui vous dirais que la viande n'est pas essentielle. D'ailleurs, le mot "viande" vient du latin *vivenda* signifiant "qui sert à la vie". Ce sont les excès qui sont nocifs, tout particulièrement de viandes rouges (bœuf, agneau, mouton).

Les viandes sont indispensables à l'alimentation humaine pour leur apport en protéines et en fer. Le fer d'origine animale est mieux absorbé que le fer végétal. Fer et vitamine B12 sont fondamentaux pour les globules rouges et donc l'oxygénation des tissus. En revanche, attention : l'excès de fer amène un vieillissement prématuré des tissus, des organes, des vaisseaux et de la peau.

La viande a pour vocation d'apporter des protéines, nécessaires à la régénération des muscles et des organes et à la production qualitative des enzymes, des hormones, des anticorps, des neurotransmetteurs...

L'apport calorique de la viande est variable selon le morceau et l'origine, car si le pourcentage de protéines est fixe (autour de 19-20 %), celui de lipides oscille entre 2,5 % et 15 %. Ainsi, 100 g de viande maigre (veau, porc dégraissé, lapin, volaille) crue n'apportent que 110 calories.

Dans la cuisine japonaise, vous trouverez plus de poisson que de viande, et plus de viande blanche que de viande rouge. Les Japonais consomment aussi le tofu en remplacement de la viande rouge. Ils consomment aussi du seitan. Le seitan est un produit riche en protéines, généralement à base de farine de blé. Les protéines de blé contiennent beaucoup de gluten. Le seitan est consommé comme un bloc à découper comme le tofu ou haché et présenté en galettes prêtes à cuire. Ce peut être une alternative intéressante à la viande rouge.

La dinde est peut-être la star des volailles en matière de diététique, car sa chair est remarquablement hypocalorique. La qualité de la chair du poulet dépend de son mode d'élevage. Les poulets élevés au grain ne sont pas forcément des poulets qui évoluent dans la nature et qui sont nourris exclusivement avec des grains céréaliers. Pour avoir cette qualité, il faut exiger le label Bio. La matière grasse du poulet se concentre sous la peau, c'est pourquoi il est conseillé d'éviter de manger la peau du poulet. Mais selon la nourriture qui a été donnée, cette matière grasse peut être intéressante et contenir des oméga-3.

Mon conseil

Il est préférable de manger des morceaux maigres et des viandes blanches et plutôt le midi que le soir. Et pensez aux steaks de tofu et au seitan.

MOINS DE PRODUITS LAITIERS

Le calcium est un constituant majeur du tissu osseux, il est présent à 98 % au niveau du squelette. Il assure la solidité de l'os, tout en permettant sa croissance. Il participe également à la transmission des messages dans le système nerveux et déclenche la contraction musculaire.

Les produits laitiers sont peu consommés au Japon, Les femmes japonaises consomment plutôt des produits à base de soja comme les yaourts ou le jus de soja. Si vous êtes intolérants au lactose, vous pouvez compenser l'apport de calcium avec :

- Des eaux minérales qui, souvent, sont aussi

riches en magnésium et offrent l'avantage de n'apporter aucune calorie,

- Du jus de soja enrichi en calcium,
- Du tofu,
- Des amandes et des noix,
- Des légumes verts, en particulier les choux,
- Et des sardines à l'huile en consommant l'arête centrale.

Le fromage, si important dans notre culture française, n'est pas à bannir. S'il est très riche en graisses saturées, et donc de haute densité calorique, il reste possible d'en consommer à l'occasion de repas festifs.

Mon conseil

Ne bannissez pas les produits laitiers, apprenez à mieux les choisir tout en diminuant un peu leur consommation : favorisez par exemple des yaourts fermentés au bifidus, des ferments utiles pour la flore colique et pensez aux yaourts à base de soja, enrichis en calcium.

Chapitre

IV

L'ART DE VIVRE NIPPON AU SERVICE DU BIEN-ÊTRE

Au cours de mes consultations, je rencontre souvent des femmes en conflit avec leur silhouette depuis leur adolescence, elles ont passé quinze ans à faire des régimes en s'abîmant la santé et l'estime de soi. Une vie entière à courir après un poids idéal, puis après le temps.

Le plus dramatique est de se rendre compte, à la cinquantaine, que, finalement, on n'était pas si mal à 20 ans et qu'à force de régimes et d'effet yoyo, on s'est créé un vrai problème de poids et qu'on y a "gagné" des troubles du comportement alimentaire.

En effet, les régimes qui affament font perdre le moral et, in fine, mènent à l'objectif inverse de celui qui était recherché ! Mieux vaut oublier définitivement ces diktats infernaux qui sont voués à l'échec. Pour reconnaître une bonne méthode, posez-vous une seule question : "Vais-je pouvoir maintenir une telle alimentation toute ma vie ?" Si la réponse est non, c'est que le régime n'est pas le bon !

C'est là le secret le plus important des Japonaises, et mon secret préféré : la durabilité et la simplicité.

POURQUOI L'EFFET YOYO ?

Les dernières études en génétique montrent une étonnante proximité de nos gènes avec ceux de nos ancêtres vieux de dix mille ans : les chasseurs-cueilleurs de l'ère paléolithique. Il se trouve que la principale caractéristique de l'alimentation paléolithique consistait en une alternance de périodes de festins et de périodes de famine. Le chasseur-cueilleur du Paléolithique a développé un gène économe, qu'il nous a transmis et qui nous garantit encore aujourd'hui de résister aux disettes, mais également nous empêche de bien maigrir. En effet, lors d'un régime hypocalorique, les mécanismes ancestraux du gène économe ralentissent les résultats et peuvent avoir l'effet inverse à l'arrêt du régime.

Pour bien maigrir, il faut suivre des règles simples et pas trop contraignantes, car le secret de la réussite réside dans la persévérance du suivi d'une bonne hygiène alimentaire et de la pratique d'une activité physique régulière.

PENSER DIFFÉREMMENT

C'est pour cela qu'il faut davantage penser son alimentation pour stimuler ses dépenses énergétiques et, dans le même temps, démarrer ou poursuivre une activité physique. Le secret de la vitalité et de la ligne pour longtemps réside dans la régularité. Pour garder durablement une diététique adaptée et une activité physique, il faut seulement y prendre plaisir, et donc éviter de faire des efforts courts et violents qui brusquent le corps et ne donnent rien sur le long terme.

Mincir n'est pas le plus difficile ; garder son poids de forme est, en revanche, souvent compliqué. Le mental doit être débarrassé de tout diktat et stéréotype et l'alimentation doit redevenir un plaisir sans complexes. Le programme Tokyo-Paris consiste à valoriser les aliments à faible densité calorique et les aliments protéiques, et ce dans une variété de menus afin de conserver un métabolisme actif et d'atténuer les variations de poids lors de certains écarts. Alors, rester mince devient facile et sans contraintes, puisqu'il s'agit d'adopter une alimentation agréable et raisonnée qui tolère les jours de fête.

N'oubliez pas : le seul régime "qui marche" est celui que l'on maintiendra à vie.

CONSEILS POUR UNE ALIMENTATION SAINE QUOTIDIENNE

- Variez votre nourriture et pensez à la densité calorique des aliments.
- Veillez à avoir un apport correct en protéines, surtout en poisson.
- Choisissez des aliments glucidiques riches en fibres (riz complet, quinoa, légumes secs, tubercules, légumes et fruits, pain complet,...).

- Maintenez un apport lipidique contrôlé en veillant à la qualité pour favoriser l'ingestion d'acides gras insaturés oméga-3 (que l'on trouve chez les animaux sauvages).
- Augmentez l'apport en vitamines et polyphénols antioxydants, en calcium et en magnésium.
- Diminuez le sel en utilisant plus les épices et les herbes.
- Consommez plus de fruits, pour leur apport en potassium.
- Faites peu cuire les aliments, ou à des températures inférieures à 180 °C.

LE MODÈLE JAPONAIS

Les Japonaises ont appris à aimer leur corps et à le préserver très tôt, non pas pour être mince mais pour rester en bonne santé. C'est grâce à de petites habitudes simples (mais révolutionnaires pour une Européenne !) qu'on s'aime un peu plus chaque jour, le tout en restant mince : ne pas s'empoisonner la vie, aimer le quotidien, ne pas s'épuiser, se relaxer et s'estimer...

Par exemple, alors que nous mangeons sur le pouce à midi, parfois même debout, les Japonaises, elles, prennent leur temps, regardent leur nourriture, s'attachent à préparer de jolies assiettes et savourent leur déjeuner. Le plaisir passe par les yeux, les parfums, et bien sûr la bouche. En se concentrant sur la nourriture, elles la dégustent et mangent plus lentement, alors la satiété arrive avant la fin du repas.

Au Japon, l'alimentation n'est jamais utilisée comme un antistress par la quantité ou la compulsion. Le moment pris pour le repas constitue un temps de détente. La baisse des calories ne se fait pas par la restriction, mais par le plaisir de savourer vraiment ce que l'on mange. Les Japonaises décorent leurs assiettes par la disposition des aliments, par des formes sculptées dans les crudités et réalisent de mini-œuvres d'art en combinant les couleurs et les formes. L'effet attendu est d'ouvrir les sens et de faire participer la vue à l'acte alimentaire.

Alors, le plaisir passe par quelque chose de beau que l'on a envie de respecter et de consommer lentement en le savourant complètement.

Manger lentement permet de manger moins, parce que la satiété arrive progressivement avant la fin du repas. Le principe du *hara hachi bu* (s'arrêter de manger à 80 % de l'impression de satiété) est un concept de bien-être au Japon. La sieste n'est pas envisagée après un repas : au contraire, on prend un moment pour soi, en respirant, en fermant les yeux, en installant le calme avant de commencer le repas.

On se sent tellement plus dynamique si l'on n'a pas l'estomac complètement rempli ! Le repas reprend alors sa fonction d'apport d'énergie et de dynamisme. Les Japonais sont habitués à bouger depuis l'enfance et poursuivent une activité toute leur vie. Le mouvement se fait toujours avec une grande maîtrise de soi, acquise par les arts martiaux (essentiellement le karaté et le tai-chi). Cette maîtrise et cette confiance en soi les aident à gérer les stress du quotidien.

CULTURE ET PERCEPTION POSITIVE DU MONDE ET DE LA VIE

Leur philosophie fait référence à Confucius, le but est de se perfectionner tout au long de sa vie, de gagner toujours plus en autonomie, de tirer le meilleur parti de ses ressources, d'acquérir un sentiment de sécurité intérieur.

Le respect du corps les amène dès l'enfance à maintenir des postures d'ouverture : se tenir droit, respirer calmement. Ceci constitue une force tranquille qui offre patience, flexibilité et adaptabilité. Les addictions sont moins fréquentes au Japon, tout comme les troubles du comportement alimentaire. Les Japonaises sont enracinées par leur éducation dans la perception d'une réalité plus vaste et ancienne, sur laquelle le sentiment dépressif n'a pas de prise. Ce qui les caractérise, c'est justement leur persistance, leur côté consciencieux, mais calme, détendu, et flexible. Et elles sont heureuses, souriantes, communicantes, ce qui renforce leur détermination à suivre ce qui est bon pour elles.

L'ART DES WAGASHIS, LE RITUEL PLAISIR

Les Japonaises savent passer des moments festifs, elles ont un atout particulier, le wagashi. *Wagashi* signifie pâtisserie japonaise traditionnelle. Les wagashis sont des pâtisseries révolutionnaires, elles comblent les cinq sens, procurent un plaisir infini et sont associées à un véritable rituel de partage qui permet non seulement de retirer toute culpabilité associée à la consommation d'une pâtisserie, mais surtout de décupler le plaisir.

Alors que nous, Européennes, nous peinons à gérer nos pulsions sucrées, les Japonaises les transforment en fête grâce à l'art des wagashis.

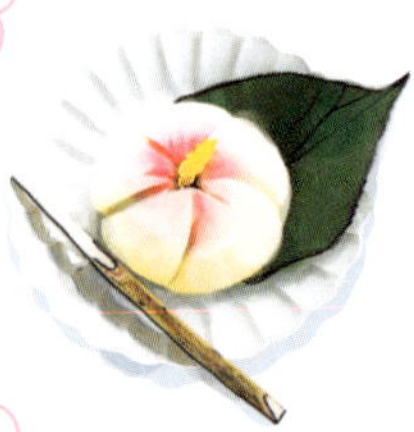

LES SPÉCIFICITÉS DES WAGASHIS :

- **La taille :** Les portions sont petites, elles se résument souvent à une à trois bouchées.

- **La beauté :** les quatre saisons très marquées du Japon, le mode de vie des Japonais, la littérature, la peinture, la musique et les différents aspects de la culture japonaise peuvent se retrouver dans les wagashis. Les wagashis sont toujours très soignés, colorés et très esthétiques.

C'est un régal pour les yeux, c'est une fête de les offrir et de les partager.

- **Le moment de consommation :** les Japonaises ont l'habitude de les consommer au goûter avec un thé vert, rarement à la fin du repas. Elles le partagent toujours et souvent se les offrent. La consommation de wagashis est toujours une fête, un plaisir, jamais une démarche culpabilisante. Par ailleurs, le fait de consommer le wagashi pour le goûter plutôt qu'à la fin d'un repas, comme nous prenons nous le dessert, est plus respectueux des besoins du corps. Il est en effet rare qu'à la fin d'un repas, nous ayons assez faim pour un dessert, le plaisir est donc diminué.

- Enfin, **les wagashis sont peu caloriques.** Les wagashis sont majoritairement composés de haricots rouges (azukis) sous forme de pâte (anko), voire de pâte de haricots blancs (shiroan), de sucre, et parfois de farine de riz (joshinko), d'agar-agar etc. Les wagashis sont riches en fibres.

Les wagashis représentent pour les Japonaises une solution simple pour se faire plaisir avec des petites douceurs, sans aucune culpabilité.

Vous ne pouvez pas vous passer de douceurs sucrées ? Alors, adoptez les wagashis ! C'est une excellente solution pour se faire plaisir sans culpabiliser... mais, surtout, souvenez-vous du rituel, qui est essentiel :
- une toute petite taille,
- un wagashi magnifique,
- on l'offre, on le partage,
- on l'accompagne d'un thé vert,
- on ne culpabilise jamais car il contient des ingrédients peu caloriques.

Les recettes sont très techniques, en général assez longues à réaliser. Si vous voulez vous lancer dans la confection de ces petits bonheurs, voici trois recettes, classées par ordre de difficulté.

WAGASHIS-MUFFINS MATCHA ET AZUKIS

Les wagashis-muffins sont un mariage entre une recette classique et une d'inspiration japonaise. Ainsi, vous vous familiariserez avec les ingrédients typiques des desserts japonais.

Pour 20 wagashis-muffins
280 g de farine, tamisée
100 g de sucre en poudre
120 g de beurre doux, fondu
30 cl de lait
2 œufs
6 cuil. à café de poudre matcha
3 cuil. à café de levure chimique
1/2 cuil. à café de sel
200 g de haricots azukis confits

Préchauffez le four à 180 °C (th. 6). Dans un saladier, mélangez bien la farine, la poudre matcha, le sucre, la levure et le sel. Faites chauffer doucement le lait et les œufs battus dans une casserole. Ménagez un puits au centre du mélange de farine et versez-y la préparation lait-œufs ainsi que le beurre fondu. Battez rapidement la pâte jusqu'à obtenir une texture homogène.

Remplissez la moitié de chaque moule à muffin de cette pâte et déposez dessus 1 cuillerée de haricots azukis confits, puis couvrez avec la pâte restante. Enfournez pour 20 minutes.

Laissez reposer les wagashis-muffins sur la plaque de cuisson pendant 5 minutes avant de les laisser refroidir sur une grille.

Pensez toujours à soigner la présentation des wagashis, à les offrir à vos amis, à votre amoureux, à les partager. Et accompagnez-les d'un thé vert japonais !

MATCHA DORAYAKI, LE NOUVEAU MACARON TOKYO-PARIS

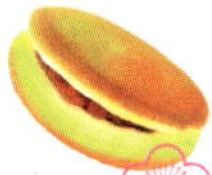

Le dorayaki est un croisement entre un pancake et un macaron, il se consomme avec le thé vert. Cette recette vous permettra de vous familiariser avec la base des wagashis : la pâte d'azukis, ou anko. Je vous propose une pâte parfumée au matcha et une garniture de crème mélangée à de l'anko pour mieux vous habituer.

Pour 8 à 10 matcha dorayaki
1 œuf
30 g de sucre
12,5 cl de lait
100 g de farine à gâteau
1 cuil. à café de levure chimique
2 cuil. à café de poudre matcha
1 cuil. à café de miel
240 g d'anko (recette ci-dessous)
8 cl de crème épaisse
huile de colza

Préparation de l'*anko*
150 g d'*azukis* (préférez ceux de petit calibre, plus tendres)
100 g de sucre
1 pincée de sel (3 g)

La veille, mettez les haricots à tremper.

Le jour de la préparation, rincez-les et faites-les cuire à l'eau bouillante une première fois 3 minutes. Jetez l'eau et remettez la casserole avec les haricots sur le feu. Couvrez à nouveau avec de l'eau et laissez cuire 1 heure jusqu'à ce que les haricots deviennent très mous.

Versez-les dans une jatte, ajoutez le sucre en trois fois et mélangez bien. Écrasez en purée au mixeur ou à la fourchette selon la texture souhaitée : avec des grains entiers ou très fins.

Remettez à cuire sur feu doux 10 à 20 minutes pour obtenir une pâte bien compacte. Ajoutez la pincée de sel et mélangez : c'est prêt ! L'anko se conserve au frais 2 à 3 jours et peut se congeler.

Pour la pâte de dorayaki matcha

Mélangez la farine, le matcha et la levure. Dans un bol, battez l'œuf avec un fouet. Ajoutez le sucre et le miel et remuez. Puis versez le lait et mélangez à nouveau. Incorporez la préparation de farine et de matcha, puis mélangez délicatement. Placez au réfrigérateur et laissez reposer pendant environ 30 minutes.

Versez un peu d'huile dans une poêle. Baissez le feu quand l'huile est chaude. Déposez 1 cuillerée à soupe de pâte dans la poêle. Lorsque la pâte présente de petites bulles, retournez-la et faites cuire à feu vif. Réalisez ainsi 16 à 20 crêpes de 4 cm de diamètre. Couvrez les mini-crêpes avec un torchon humide pour les garder souples. Laissez-les refroidir complètement à température ambiante.

Dans un bol, fouettez la crème jusqu'à ce qu'elle soit ferme. Étalez de l'*anko* et la crème fouettée mélangés entre 2 mini-crêpes pour constituer un *dorayaki*.

Au début, vous aurez du mal à faire de belles et petites crêpes, mais cela viendra avec le temps. Plus elles seront petites et régulières, plus l'expérience dorayaki sera délicieuse...

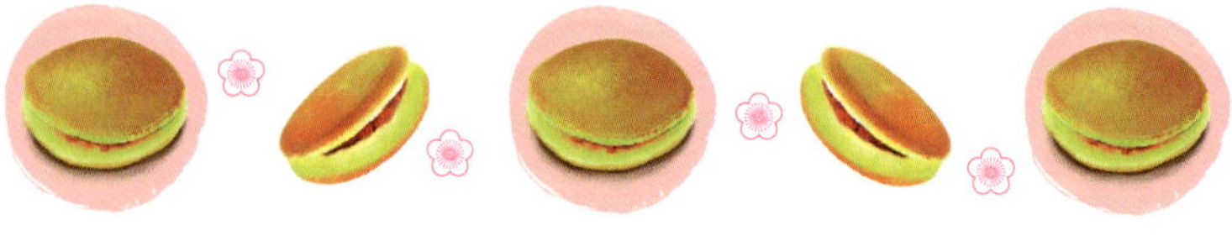

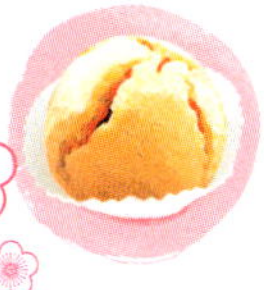

WAGASHIS KIMISHIGURE

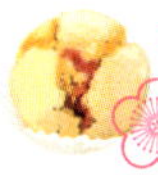

Ce sont des wagashis très traditionnels : les petites boules sont faites de pâte de haricots blancs et de farine de riz et remplies d'anko lisse. On les reconnaît à leur surface craquelée typique, créée par la vapeur à haute température. Ce sont plutôt des wagashis d'automne, la surface craquelée du gâteau pouvant représenter un paysage sous la pluie. Voici une recette classique, mais il existe plusieurs variantes, avec du matcha ou des châtaignes.

Pour 30 wagashis kimishigure
300 g de pâte de haricots blancs doux
1 jaune d'œuf cuit
1 jaune d'œuf cru
20 g de sucre
1 g de levure chimique en poudre
10 g de farine de riz
50 g de pâte séchée de haricots rouges en poudre
150 g d'anko

Faites avec l'*anko* des petites boules d'environ 20 g chacune et mettez-les de côté.

Pour cette recette, il va vous falloir déshydrater la pâte de haricots blancs. Pour cela, étalez la pâte dans une poêle et faites chauffer à feu moyen pendant 5 à 8 minutes (attention de ne pas la brûler !). La pâte est prête lorsqu'elle ne colle plus à la paume de votre main. Laissez-la refroidir sur votre plan de travail.

Mélangez le jaune cuit à la pâte séchée de haricots blancs, en y ajoutant le jaune d'œuf cru, le sucre, la levure et la farine de riz. Le mélange obtenu doit être lisse.

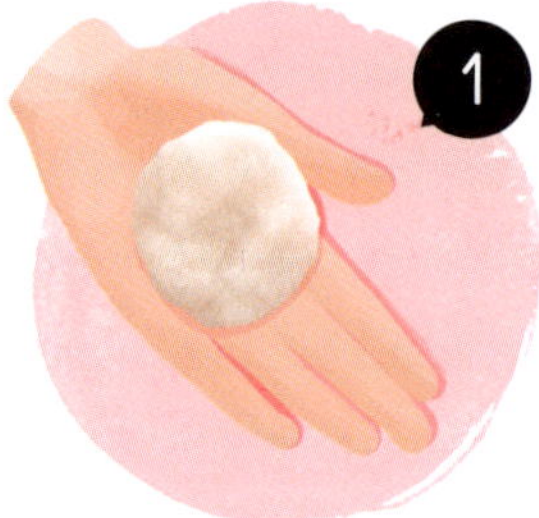

Préparez alors des petites boules d'environ 10 g et écrasez-les en disques.

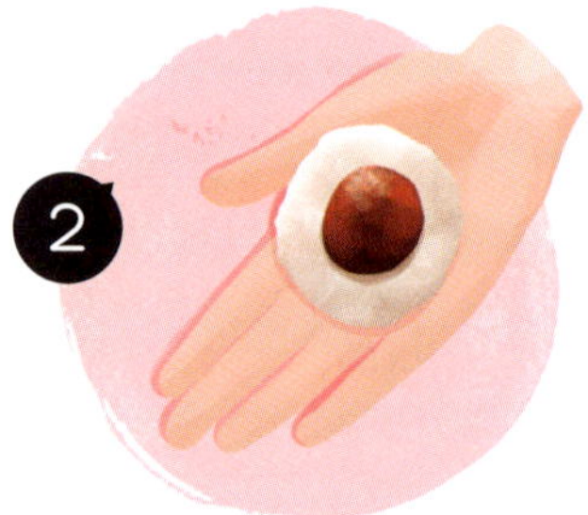

Mettez une boule de pâte de haricots rouges sur chaque disque.

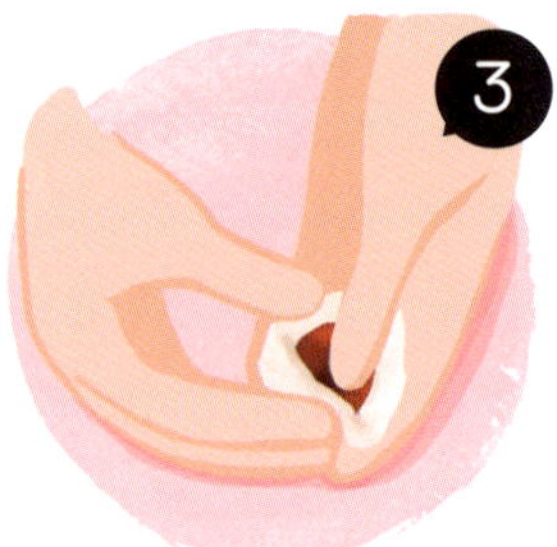

Refermez le disque dessus en formant une nouvelle boule. Vous pouvez rouler les boules obtenues dans la poudre de haricots rouges ; sinon, vos boules seront de couleur jaune.

Faites cuire à la vapeur pendant 5 minutes à température élevée. La surface de vos wagashis se craquelle quand ils sont prêts. Laissez-les refroidir complètement, afin qu'ils prennent leur consistance finale. Vous pouvez alors les déguster ; ils sont encore meilleurs le lendemain. Conservez-les recouverts d'une feuille d'aluminium à température ambiante.

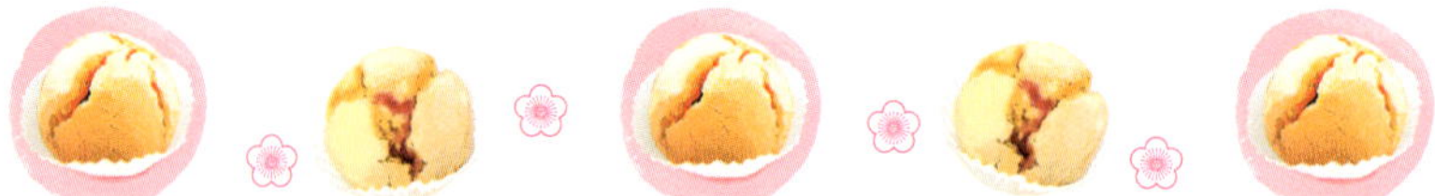

OÙ TROUVER DES WAGASHIS À PARIS ?

Aki Boulanger
16, rue Sainte-Anne
75001 Paris

Toraya
10, rue Saint-Florentin
75001 Paris

Sadaharu Aoki
56, boulevard de Port-Royal
75005 Paris
ou
35, rue de Vaugirard
75006 Paris

Walaku - Pâtisserie japonaise par Aida
33, rue Rousselet
75007 Paris

Chajin
24, rue Pasquier
75008 Paris

OÙ APPRENDRE À FAIRE DES WAGASHIS SPECTACULAIRES ?

Atelier Sous les cerisiers
12, rue Stanislas
75006 Paris
www.souslescerisiers.com
Un atelier de 3 heures pour découvrir les ingrédients et les techniques des wagashis, et pour les déguster avec un thé vert matcha préparé sous vos yeux par la chef.

Maison de la culture du Japon à Paris
101 bis, quai Branly
75015 Paris
Démonstrations culinaires et ateliers organisés régulièrement.

Rappel

Et, surtout, souvenez-vous du secret le plus important, pour mincir et rester mince : il faut pouvoir maintenir toute une vie une bonne alimentation. Pour cela, il faut qu'il y ait du plaisir.

Souvenez-vous aussi du secret le mieux gardé des Japonaises : la densité calorique (qui évalue le volume des aliments pour un même nombre de calories). Choisir de consommer des aliments à densité calorique faible permet de mieux ressentir la satiété, et donc de mieux contrôler les calories ingérées. C'est un secret facile à appliquer au quotidien !

Vous êtes maintenant prête pour le voyage minceur Tokyo-Paris. Embarquement immédiat !

PARTIE 2

MA MÉTHODE MINCEUR TOKYO-PARIS

Chapitre

V

Tokyo-Paris, MA SHOPPING-LIST NUTRITION ET ART DE VIVRE

Tokyo-Paris, capital(e) minceur !

Vous le savez maintenant, la diète japonaise est riche d'enseignements minceur et beauté. Vous êtes intéressée par ce modèle alimentaire mais vous vous dites qu'il n'est pas pour vous, trop difficile à appliquer au quotidien, trop éloigné de votre panier de courses habituel ?

J'ai créé la méthode Tokyo-Paris spécialement pour cette raison.

Non, vous n'allez pas vous transformer en geisha, ni parcourir les magasins spécialisés pour trouver des produits en provenance de l'autre bout de la planète ! Il s'agit de prendre la quintessence de l'alimentation japonaise et de l'adapter, de l'intégrer dans votre cuisine de tous les jours. Tokyo-Paris est une sélection des habitudes les plus simples à appliquer pour nous, Françaises.

Tout d'abord, un peu de shopping nutritionnel, puis la composition de menus et recettes en deux phases : la phase starter et la phase zen. Vous trouverez ici des menus simples avec une sélection d'ingrédients japonais faciles à trouver en France et cuisinés avec nos produits de fonds de placard, sans oublier des astuces simples pour bouger différemment, respirer et prendre soin de soi.

MA SHOPPING-LIST NUTRITIONNELLE

Commençons par un peu de shopping. Rassurez-vous, c'est ultra simple ! Rien ne sert de découvrir une nouvelle approche diététique sans pouvoir l'appliquer au quotidien faute de trouver les produits. Vous pourrez d'ailleurs vous procurer l'essentiel au supermarché ou sur Internet. Il est aussi nécessaire que vous connaissiez les critères de qualité de chacun des produits pour bien les choisir. Voici comment être une bonne *nutritional shoppeuse* Tokyo-Paris.

Rappel

Les 10 indispensables du secret Tokyo-Paris pour mincir, belle, non frustrée et épanouie :

1- Penser densité calorique des aliments, penser shiratakis, kishimens et gohan de konjac

2- Incorporer les légumineuses aux repas, notamment le soja

3- User et abuser de légumes et de fruits pour les fibres, les vitamines et les minéraux

4- Favoriser le poisson et tous les produits de la mer

5- Diversifier les sources de protéines et penser aux protéines végétales

6- Agrémenter les plats d'herbes aromatiques et d'algues

7- Utiliser l'huile de colza riche en oméga-3

8- Ecouter sa faim, sentir la satiété

9- Éviter les grignotages

10- Boire beaucoup d'eau et de thé vert

Le bonus :

Penser bon et beau, le repas doit être un plaisir pour les yeux et les papilles, et cuisiner en respectant les ingrédients avec des cuissons douces.

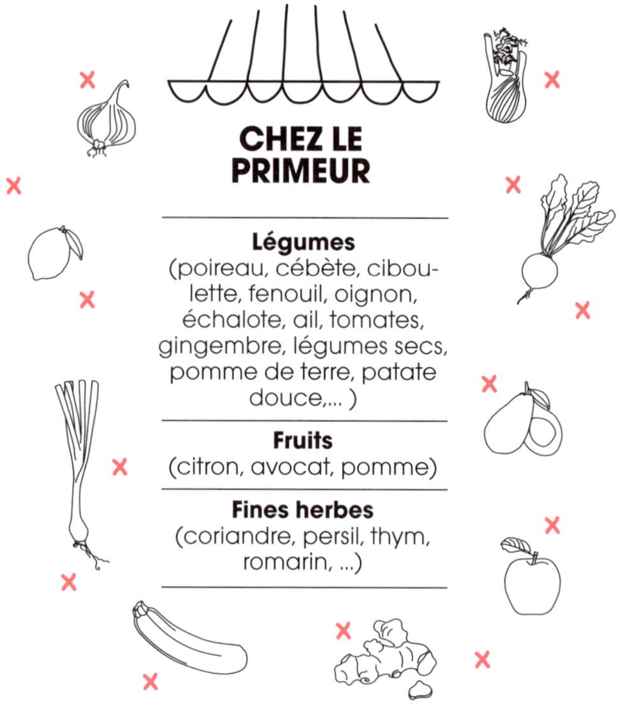

CHEZ LE PRIMEUR

Légumes
(poireau, cébète, ciboulette, fenouil, oignon, échalote, ail, tomates, gingembre, légumes secs, pomme de terre, patate douce,...)

Fruits
(citron, avocat, pomme)

Fines herbes
(coriandre, persil, thym, romarin, ...)

Vous allez trouver les premiers aliments de votre liste de courses chez le primeur : les légumes, les fines herbes et les fruits.

Ce sont avant tout des végétaux. Tout végétal comporte des racines, parfois un bulbe ou un tubercule, une tige souterraine qui devient aérienne, parfois un tronc, des feuilles, des bourgeons, des fleurs, des fruits résultant de l'inflorescence et des graines. Le légume est la partie comestible de la plante. Ainsi, betteraves, carottes, navets, radis sont des légumes-racines ; oignons, échalotes et ail sont des bulbes et les pommes de terre des tubercules. En revanche, les asperges et les poireaux sont des légumes-tiges ; les épinards, les salades, les blettes sont des feuilles comestibles. Les bourgeons que nous aimons sont les artichauts et les câpres. Les fleurs comme le chou-fleur et les brocolis sont aussi des légumes ! Quant aux fruits, certains sont peu sucrés, comme les courgettes, les potirons, les aubergines, les tomates, d'autres plus sucrés, qui correspondent à la dénomination « fruit » en alimentation. Enfin, les fruits contiennent des graines pour assurer la reproduction de la plante, et certaines de ces graines sont très appréciées : les fèves, les haricots secs, les pois, les graines de soja, qui sont tous des légumes secs.

PARMI LES LÉGUMES ET LES FRUITS, N'OUBLIEZ PAS...

X LES TOMATES : LES "POMMES D'OR" D'ITALIE

leur nom vient de l'italien pomodori, mais aussi de la quantité de leurs bienfaits. Elles sont produites de mai à septembre, où elles sont particulièrement riches en vitamines A, C, E. De faible densité calorique, les tomates apportent potassium, magnésium, phosphore, mais aussi le précieux lycopène, antioxydant majeur. En hiver, on se rattrape avec la sauce tomate, un vrai concentré de lycopène, qui résiste très bien à la chaleur et ne craint pas la mise en conserve.

X LA FAMILLE DES ALLIUM :

Poireau, oignon, échalote, ail sont préventifs des cancers digestifs.

- **Le poireau** est roi pour ses propriétés diurétiques, grâce à une quantité de potassium élevé et une faible teneur en sodium.

- **L'ail** possède de nombreuses vertus : il combine des actions diurétique, antibactérienne, hypotensive, hypocholestérolémiante et antioxydante, donc antitumorale.

- **L'oignon** est un véritable antibiotique naturel, pour venir à bout d'infections gastriques ou bronchiques. Il est bénéfique sur le cholestérol sanguin et la tension artérielle.

LE FENOUIL

C'est un peu le légume « qui change » par sa saveur originale un peu anisée. Il est riche en agents protecteurs : vitamines A, C, acide folique et en potassium. Il apporte aussi une quantité intéressante de fer et de fibres. Il est un bon aliment détox, il aide à la réparation d'un teint brouillé après des excès alimentaires.

LES LÉGUMES SECS

Ils sont plus denses énergétiquement et sont riches en acide folique et autres vitamines B, en potassium, fer, magnésium et zinc. Ils peuvent être préparés en salade. Ils figurent sur la liste des aliments à densité énergétique moyenne à réintroduire après une phase d'attaque pour maigrir.

LA PATATE DOUCE

Ne l'oublions pas, c'est un essentiel de la diète d'Okinawa.

LE CITRON : UNE MENTION TRÈS BIEN

Il peut être intégré pratiquement à tous les plats. Non seulement il représente une source exceptionnelle de flavonoïdes antioxydants qui protègent la peau et les cheveux des effets de l'âge, mais en plus il améliore l'assimilation des nutriments.

L'AVOCAT, UN FRUIT TRÈS SPÉCIAL

C'est la qualité des lipides que renferme l'avocat qui en fait un champion nutritionnel. Il contient, en effet, les meilleurs acides gras : mono-insaturés et polyinsaturés essentiels à la qualité des membranes cellulaires. Il est à la fois bénéfique pour abaisser le taux de cholestérol et pour améliorer la structure de la peau et sa souplesse. Sa consommation cru, avec du jus de citron, lui permet de délivrer toutes ses vertus.

LA POMME
SYMBOLE DU FRUIT PAR EXCELLENCE...

Hormis en juin et juillet, elle est présente toute l'année grâce à toutes ses variétés. Elle est modérément énergétique, mais apaise la faim en cas de petite fringale. Riche en pectines (substances gélifiantes) et en fibres solubles, elle régularise en douceur le transit intestinal et satisfait le sentiment de satiété. Elle a des propriétés calmantes et prévient la formation des caries. Elle abaisse le cholestérol sanguin et combat l'oxydation cellulaire grâce à ses bons flavonoïdes, essentiellement la quercétine.

Comment préserver les vitamines et les minéraux des fruits et légumes ?

- Achetez des fruits et légumes de saison, ils contiennent plus de vitamines.

- Apprenez à stocker le moins longtemps possible. Le stockage doit se faire dans un endroit frais et sec et à l'abri de la lumière.

- Rincez-les à l'eau, ne les faites pas tremper.

- Réalisez vos jus et salades à la dernière minute, assaisonnez systématiquement d'un filet de citron.

- Récupérez toujours l'eau de cuisson des légumes, viandes et poissons pour réaliser des potages, des bouillons ou des sauces.

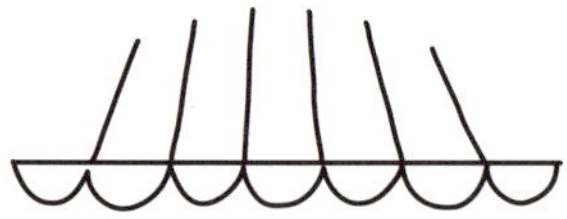

AU SUPERMARCHÉ

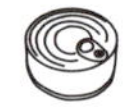

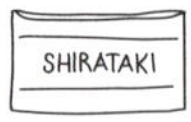

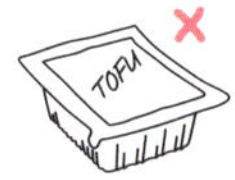

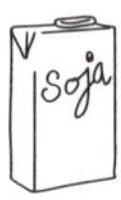

Konjac (gohan, shiratakis, kishimens, konnyaku)
Sachets d'agar-agar
Soja (jus, crème, yaourts, tofu)
Épices
Conserves de poisson
Coulis de tomates
Condiments
Moutarde
Fines herbes
Huiles végétales
Graines de sésame
Amandes
Noix
Riz
Eaux minérales

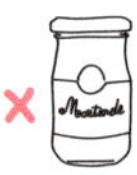

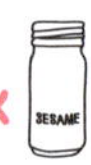

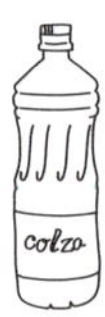

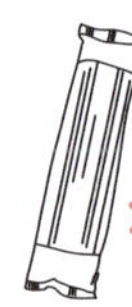

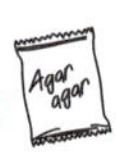

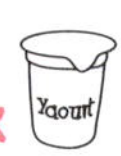

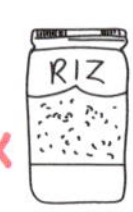

Dans votre supermarché ou votre supérette de quartier, vous allez trouver :

D'abord, les essentiels de la diète Japonaise

X DES PRODUITS À BASE DE KONJAC

Sur les étals, le konjac apparaît sous diverses formes : **gohan**, **shiratakis**, **kishimens** ou **konnyaku** qui rappellent l'aspect et la texture des féculents (riz, pâtes), auxquels ils s'apparentent aussi gustativement. Le konjac est le champion de la densité calorique la plus faible,

Mon conseil :

Les avantages des produits issus du konjac par rapport au riz ou aux pâtes sont, comme nous l'avons vu, la densité calorique très faible, mais également la rapidité de préparation : 3 minutes chrono.

Recherchez toujours des produits "made in Japan" ou "fabriqués au Japon". C'est LA garantie de qualité.

X DES PETITS SACHETS D'AGAR-AGAR EN FILAMENTS SOLUBLES OU EN POUDRE

Au Japon, l'agar-agar en poudre est couramment utilisé pour réaliser des entrées en gelée ou des desserts avec des jus de fruits. Il peut aussi être dilué dans le thé vert pour augmenter l'effet de satiété. L'agar-agar en filaments peut être utilisé pour agrémenter et compléter une salade ou une soupe.

X DU SOJA, sous forme de :

- **Jus,** enrichi en calcium,

- **Crème** pour cuisiner et préparer des sauces,

- **Yaourts,** natures de préférence et enrichis en calcium,

- **Tofu,** source de calcium et riche en protéines d'excellente qualité. Consommez-en régulièrement pour optimiser votre apport en protéines d'origine végétale.

Ensuite, les bons fonds de placards :

X DES ÉPICES BIENFAITRICES

Des fines herbes congelées : persil, coriandre... ; pratiques puisque prêtes à l'emploi, il faut toujours en avoir sous la main.

X DES CONSERVES

de poisson (sardines, harengs), coulis de tomate, moutarde...

X DES HUILES VÉGÉTALES DE QUALITÉ

Bien que dans la liste des aliments à densité calorique élevée, elles sont nécessaires, autant pour cuisiner que pour l'équilibre alimentaire. Pensez à l'huile d'olive première pression à froid pour les cuissons et à l'huile de colza pour les assaisonnements, si possible bio, en flacon de verre, à conserver à l'abri de la lumière.

Mon conseil :

Pour les cuissons, si vous n'aimez pas l'huile d'olive, vous pouvez utiliser une huile de graines mélangées, qui contiendra du colza mais présentera un goût plus neutre.

Et aussi dans les rayons des supermarchés :

X **DES YAOURTS** natures au bifidus,

X **DES GRAINES DE SÉSAME**, des amandes et des noix,

X **DU RIZ**, de préférence basmati, complet ou sauvage ,

X **DES EAUX MINÉRALES :** choisissez des eaux riches en calcium (au moins 400 mg/l) et en magnésium (au moins 80 mg/l).

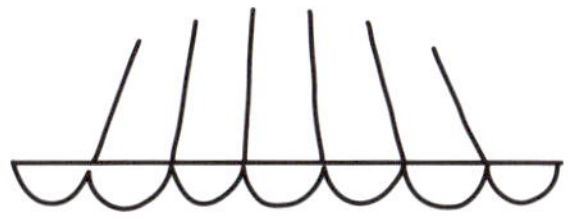

À LA POISSONNERIE

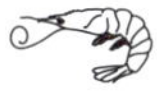

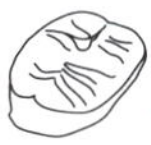

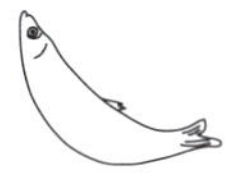

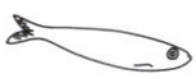

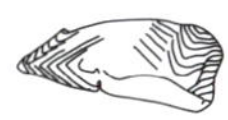

Poissons, (de toutes sortes)
Des poissons gras pour améliorer les apports en oméga-3 : (flétan, sardines, hareng, maquereau, saumon, lieu, haddock, raie)
Crustacés
Calamar

Mon conseil :

S'il s'agit de poissons d'élevage, choisissez un label bio. Mieux vaut les consommer crus, marinés aux herbes ou au citron, ou cuits très rapidement, à la vapeur, à l'unilatérale ou au court-bouillon feu éteint.

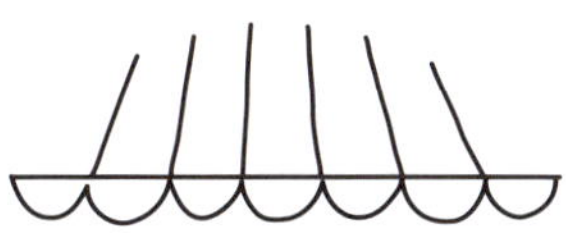

À LA BOUCHERIE

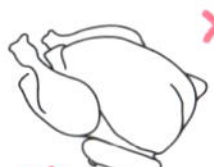

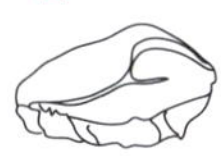

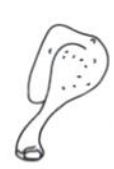

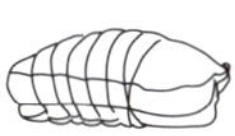

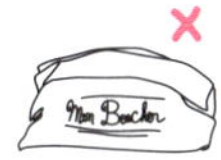

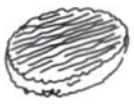

Morceaux maigres du bœuf : rosbeef, filet, bavette, steak haché à 5% de MG
Volaille (poulet, dinde, pintade)
Veau
Porc filet mignon

Mon conseil :

Pour rester dans la liste des densités caloriques moyennes, mieux vaut choisir des viandes maigres.

DANS LES ÉPICERIES SPÉCIALISÉES

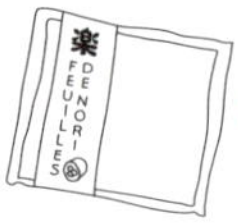

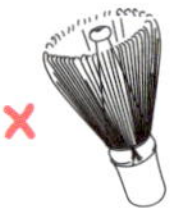

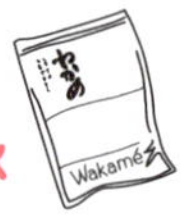

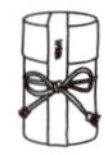

Thé vert (sencha, gyokuro, matcha)
Algues (nori, wakamé, salicorne)
Pâte d'azuki
Wasabi
Dashi
Sobacha (ou thé de sarrazin)
Seitan
Soja (miso, tamari)

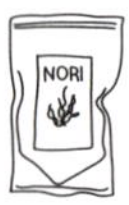

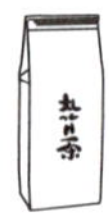

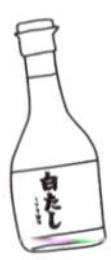

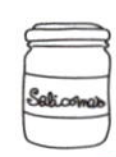

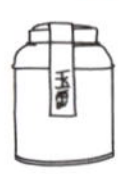

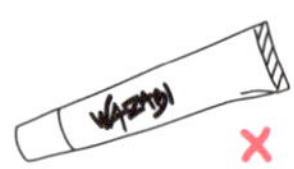

DU THÉ VERT

Préférez le thé vert japonais au thé vert de chine, il est plus riche en polyphénols antioxydants, en particulier l'épigallocatéchine gallate (EGCG).

Le thé vert sencha est le plus répandu des thés verts japonais ; il en existe plusieurs sortes, sa saveur est végétale et très légèrement amère. C'est un thé vert facile à faire qui contient une bonne quantité d'antioxydants. Consommez-en plusieurs fois par jour !

Mon conseil :

Pour acheter le bon thé vert sencha du Japon, recherchez des informations sur la teneur en EGCG (épigallocatéchine gallate) ou en catéchines. Si cette information est disponible sur l'emballage ou si un vendeur peut répondre à cette question, c'est que le thé vert sencha est certainement de bonne qualité !

Mes adresses

Où acheter et déguster du thé vert japonais ?

Sur internet
WWW

Palais des thés
Plusieurs boutiques à Paris et dans les grandes villes
www.palaisdesthes.com/fr

Jugetsudo
www.jugetsudo.fr
Pour la cérémonie du thé, à découvrir ou à offrir sous forme d'initiation :
95, rue de Seine
75006 Paris

Maison de la culture et du Japon
Tradition du thé école Urasenke
101 bis, quai Branly
75015 Paris

Jardin japonais du musée Albert-Kahn
10-14, rue du Port
92100 Boulogne-Billancourt
Toutes les cérémonies ont lieu le matin à 11 heures

Neo T - Maison de thé
89, rue des Martyrs
75018 Paris

DES ALGUES

Une excellente source d'iode, de protéines et d'oméga-3. Au Japon, on les consomme comme des légumes. Pensez aux feuilles de nori, aux aonori, au wakamé.

Mes adresses

Sur internet WWW

Les algues sont parfois difficiles à trouver, pensez à vous fournir sur Internet :

www.lemarchejaponais.fr
www.laboutiquedujapon.fr
www.kioko.fr
www.satsuki.fr
www.jugetsudo.fr

ENTRE ALGUE ET PLANTE TERRESTRE : LA SALICORNE, RICHE EN IODE

Elle ne vient pas du Japon mais est une bonne prétendante au mariage Tokyo-Paris.

La tradition de la cueillette de la salicorne remonte à des décennies : elle fait partie intégrante de l'activité des pêcheurs à pied, au même titre que les moules de bouchot ou les coques. Cette plante sauvage présente des vertus diurétiques, est stimulante par sa richesse en iode, phosphore, calcium, silice, zinc, manganèse ainsi qu'en vitamines A, C et D. La salicorne est préparée en condiment comme les cornichons, mise en bocal dans le vinaigre. Elle se consomme également en tant que légume : les extrémités vertes et tendres entrent dans la composition de salades, ou sont cuites comme des haricots verts, à la vapeur.

Mes adresses

Sur internet WWW

www.twenga.fr/salicornes.html
www.keldelice.com/produits-du-terroir/algues-salicorne

EN OPTION SUR LA SHOPPING-LIST ET POUR LES PLUS ASSIDUES

- De la pâte d'azukis :
Elle est faite avec les haricots rouges du Japon. Elle est quasi exclusivement utilisée sous forme de pâte sucrée pour réaliser des desserts avec de l'agar-agar, des entremets et des wagashis.

- Du thé vert Matcha :
Il existe du thé vert Matcha spécial cuisine moins onéreux que celui destiné à la dégustation.

- Du wasabi :
Pour plus de praticité, préférez le wasabi en tube au wasabi frais en poudre. La saveur sera plus authentique avec du wasabi frais, mais cela reste plus cher et moins pratique pour une consommation modérée. Si vous optez pour du wasabi en poudre, il suffit d'ajouter quelques gouttes d'eau et de sauce soja pour former une pâte de wasabi prête à l'emploi.

- Du dashi :
Le dashi est le bouillon de base de la cuisine japonaise. C'est une soupe très claire réalisée avec des algues kombu, ainsi que quelques flocons de bonite séchée (espèce de thon blanc). Il est vendu en sachets ou en granulés. Lisez bien l'emballage, car certaines marques ajoutent du glutamate monosodique, ce qui est inutile.

- Du sobacha (ou thé de sarrazin),

- Du seitan,

- Du soja, sous forme de :

- Miso :
Une pâte de soja fermenté vendue en petit sachet. Le miso permet de préparer des

bouillons. Vous aurez le choix entre le miso blanc (en fait, jaune) : il est doux et légèrement sucré, idéal pour faire des sauces en accompagnement de légumes, et le miso rouge, qui est plus salé, parfait pour les viandes en marinade. Plus la couleur du miso sera foncée, plus la fermentation (et donc son goût) sera importante.

- Tamari :
Une sauce soja fabriquée selon une méthode traditionnelle, exclusivement avec des haricots de soja. C'est la moins salée de toutes les sauces à base de soja.

Mes adresses

Mes bonnes adresses d'épiceries japonaises à Paris

K-mart - Paris Opéra
6-8, rue Sainte-Anne
75001 Paris

Kioko
46, rue des Petits-Champs
75002 Paris

Juji-Ya
46, rue Sainte-Anne
75002 Paris

Workshop Issé
11, rue Saint-Augustin
75002 Paris

K-mart
354, rue Lecourbe
75015 Paris

Kanae
118, rue Lecourbe
75015 Paris

Sur internet
WWW

www.lemarchejaponais.fr
www.laboutiquedujapon.fr
www.kioko.fr
www.satsuki.fr/service-table.htm
www.jugetsudo.fr

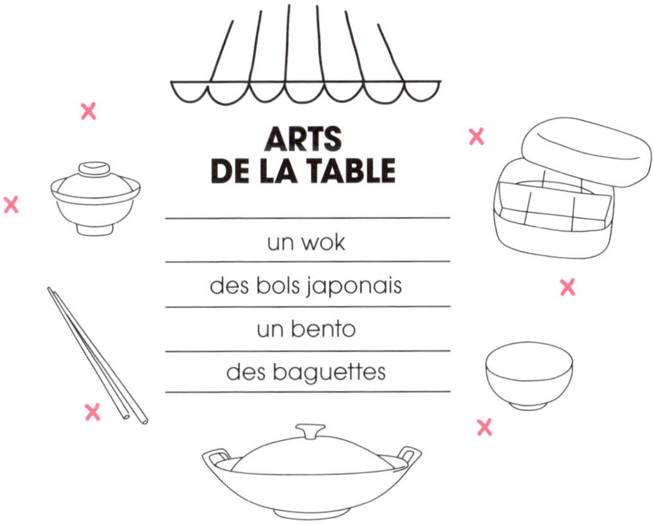

Les modes de préparation à la japonaise

Souvenez-vous qu'un principe essentiel de la cuisine japonaise est la cuisson : elle est rapide, à hautes températures et avec très peu de matières grasses. Les Japonaises ont l'habitude de consommer le produit le plus simplement possible, le plus brut possible, de ne pas l' "abîmer" par une cuisson. C'est essentiel pour préserver les nutriments et la texture du produit.

MA SÉLECTION TOKYO-PARIS : LA CUISSON AVEC UN WOK

La cuisson usuelle, au Japon, se fait au wok, il permet de conserver un maximum de saveurs et d'éviter l'utilisation de matières grasses. Oubliez les légumes vapeur inscrits dans les régimes hypocaloriques. Il s'agit de les préparer de façon ludique, de les mélanger avec des herbes aromatiques et des épices et de les consommer croquants.

Le wok se présente comme une demi-sphère, en métal ou en céramique, munie de deux poignées ou d'un manche. La cuisson est favorisée par la forme sphérique qui concentre la chaleur. L'intérêt est que cet instrument ne nécessite que très peu de matières grasses.

Le wok monte vite à des températures élevées et permet donc de cuire les légumes en très peu de temps, en les gardant croquants...

Les Japonais ne cuisinent pas avec du beurre. L'huile est utilisée en petites quantités pour condimenter les légumes. Les températures élevées du wok détruisent les acides gras oméga-3 de l'huile de colza, c'est pour cette raison qu'il est préférable d'utiliser de l'huile d'olive pour cuire.

Élément-clé de la cuisine japonaise, le wok sera bien utile pour vous aider à rester mince !

Où acheter un wok et comment le choisir ?

On trouve des woks un peu partout. L'important est de faire très attention à la forme et à la taille : si le wok est trop petit et que ses bords ne sont pas assez hauts, on ne pourra pas faire sauter correctement les légumes dedans. Visez un diamètre de 28 à 36 cm.

En fonte, en acier, en aluminium ? Les woks en fonte et en acier sont lourds et épais, ils assurent une bonne cuisson. Le wok en fonte est un très bon produit, souvent garanti à vie, utilisable sur toutes les sources de chaleur.

Si vous souhaitez un produit peu onéreux, méfiez-vous tout de même des woks en aluminium : s'ils sont trop fins, ils s'abîment très vite et l'aluminium se retrouve dans les aliments...

La présentation à la japonaise : la magie des portions

Souvenez-vous aussi que la présentation des aliments est fondamentale dans la cuisine japonaise. Pensez bon et beau : votre repas doit être un plaisir pour les yeux et les papilles. Un des éléments essentiels est la vaisselle : les Japonais n'utilisent pas d'assiette unique où seraient regroupés les aliments, mais plusieurs petits bols individuels qui forment un véritable ballet à table. Outre le côté esthétique, c'est un excellent moyen de mieux contrôler les portions sans avoir l'impression de manger peu.

X MA SÉLECTION TOKYO-PARIS : LE BOL JAPONAIS, UNE UNITÉ DE MESURE

C'est le petit bol de riz que l'on sert dans les restaurants asiatiques. Il contient 150 g de riz cuit. Pour moi, cet outil est un véritable allié minceur, en effet, je vois souvent des patients qui n'ont plus aucun repère par rapport à la "portion classique", aussi bien pour les légumes, les féculents ou la viande et aussi bien les hommes que les femmes. Les bols japonais, c'est la solution intelligente et éducative :

- D'abord, cela permet de contrôler : un bol = 1 portion, cela fonctionne aussi bien pour les légumes, les féculents et même la viande et le poisson (à condition de les découper). Plutôt que de peser vos aliments, c'est cette estimation de volume qui va vous servir de référence. Les portions de shiratakis que vous trouverez dans le commerce sont de 150 g et rentrent tout juste dans ce petit bol.

- Ensuite, cela vous oblige à entretenir la diversité de votre repas. Dites-vous bien que s'il n'y a qu'un petit bol devant vous à table, c'est qu'il y a une erreur dans la composition de votre repas. Habituez-vous à avoir au moins 3 petits bols par repas : mes légumes, mes féculents ou substituts, ma source de protéines.

- Enfin, cela ajoute de la personnalité et de l'esthétique à votre repas.

On en trouve à tous les prix et pour tous les goûts : certains sont en céramique à motifs à l'intérieur ou à l'extérieur du bol, d'autres sont en résine ou en bois laqués noirs. Ils ont en général un diamètre de 11 à 15 cm environ.

Un modèle de base en céramique sans couvercle vaut 10 à 15 euros. Prévoyez d'en acheter au moins trois (avec et sans couvercle) et assortissez-les. Pensez aussi à acheter des petites coupelles à condiments, d'environ 5 cm de diamètre.

Mes adresses

Où acheter la vaisselle japonaise à Paris ?

Uah
62, rue de l'Arbre-Sec
75001 Paris

Bukiya
12, rue Sainte-Anne
75001 Paris

Kimonoya - Arts & traditions du Japon
11, rue du Pont-Louis-Philippe
75004 Paris

Compagnie française de l'Orient et de la Chine
260, boulevard Saint-Germain
75007 Paris
ou
170, boulevard Haussmann
75 008 Paris

Kawa
89-97, avenue de Choisy
75013 Paris

Boutique Culture Japon
dans la Maison de la culture du Japon
101 bis, quai Branly
75015 Paris

Sur internet WWW

www.nipponboutique.fr
www.satsuki.fr
www.lejaponais.fr
www.maison-japon.com
www.cool-japan.eu

X LE BENTO, QUESAKO ?

Bento est un terme japonais qui désigne le repas rapide, ou casse-croûte, contenu dans un coffret pris en dehors de la maison. C'est la *lunch box* à la japonaise.

Le bento est en somme le concept de restauration à emporter en gardant l'équilibre alimentaire. Au Japon, il est préparé à la maison tous les matins pour être consommé à l'école ou sur le lieu de travail : on peut ainsi recycler les restes de la veille.

C'est en réalité un plateau fermé, avec des compartiments variés permettant d'emporter du riz ou des produits à base de konjac, de la viande ou du poisson, des légumes crus et cuits ou macérés et des fruits. L'intérêt diététique de cet outil réside dans les compartiments, il vous permet de composer facilement un repas varié et vous aide à apprendre à contrôler les portions. Grâce au bento, le repas devient alors un jeu de Lego et remplace l'assiette unique. Tout comme les petits bols, il vous permet aussi d'avoir un rituel autour du repas : le bento exige que tout soit coupé pour être mangé facilement avec les doigts ou des baguettes, et il rend esthétique le repas entier.

Le bento n'est pas un achat obligatoire, je vous le recommande si vous déjeunez souvent en dehors de la maison ou si vous ne souhaitez pas vous munir des petits bols japonais.

Où acheter son bento ?
Les bentos traditionnels sont en bois laqué, mais vous pouvez trouver ces mêmes coffrets en résine synthétique ou en plastique, avec des compartiments étanches.

Très important pour choisir le bon bento :
Vous devez le trouver joli, c'est impératif, le beau fait partie du rituel du repas à la japonaise,

Il doit vous offrir au moins quatre compartiments pour les produits à base de konjac, la viande ou le poisson, les légumes crus et cuits et les fruits ou une petite pâtisserie.

Sur internet
WWW

www.bentoandco.com
www.nipponboutique.fr
www.satsuki.fr
www.lejaponais.fr
www.japonmania.com/fr

Vous trouverez aussi des bentos chez Habitat, chez Muji et bien sûr dans les boutiques spécialisées en produits et accessoires japonais, dont les adresses figurent ci-dessus.

X DES BAGUETTES ?

Manger avec des baguettes n'est pas obligatoire, cependant, je les recommande aux femmes ultra pressées qui ne font plus attention à ce qu'elles mangent et mangent très vite. Avec des baguettes, vous ingérez des quantités de nourriture plus réduites qu'avec une fourchette. L'utilisation des baguettes aura alors l'avantage de vous ralentir un peu et de vous permettre de vous concentrer sur le repas. C'est déjà pas mal...

Sachez aussi qu'au Japon, les baguettes sont de véritables accessoires, vous pouvez les personnaliser, les assortir à celles de votre amoureux, en offrir... Donc, si vous en avez marre de vous offrir des sacs à main, optez pour des baguettes !

Mes adresses

Bukiya
12 rue Sainte-Anne
75002 Paris

Sur internet
WWW

www.nipponboutique.fr
www.satsuki.fr
http://casabento.com/shop/fr/

INITIATIONS AUX NOUVEAUX INGRÉDIENTS

COMMENT PRÉPARER LE KONJAC ?

Le konjac est le roi de la faible densité énergétique. Il offre un éventail de possibilités de recettes qui procurent plaisir et énergie, avec des saveurs appréciables.

Il est vendu dans des barquettes remplies d'eau. Ne vous étonnez pas de sentir une légère odeur de poisson en ouvrant la barquette. Égouttez le produit dans une passoire et rincez abondamment, l'odeur disparaîtra totalement. Faites chauffer de l'eau dans une casserole, portez à ébullition, puis jetez-y le konjac. Laissez cuire 3 à 5 minutes (selon l'épaisseur des morceaux), puis égouttez à nouveau.

Le konnyaku se prépare un peu comme le tofu. Après l'avoir ébouillanté, découpez le bloc en petits cubes ou en lamelles, il est prêt pour intégrer de nombreuses préparations : soupes, poêlées, woks ou salades... On peut même le faire gratiner ! Côté mariages, le konnyaku n'est pas difficile : on le prépare aussi bien avec des légumes qu'avec de la viande, du poisson, des fruits de mer ou même des fruits. La saveur du konjac étant neutre, il s'accommode à toutes les sauces, c'est lui qui prend le goût de la recette ! Pour cela, n'hésitez pas à ajouter des épices, des herbes et des aromates. Comme le konjac absorbe la saveur des autres aliments au cours de la cuisson, plus il est cuit, plus il a de goût.

Le gohan, les shiratakis ou les kishimens peuvent être consommés tels quels, avec un coulis de tomate, quelques olives, une sauce pesto. Les quatre versions peuvent s'intégrer dans des entrées froides ou des soupes, des poêlées de légumes, des recettes traditionnelles dans lesquelles ces produits vont apporter du volume, toujours sans calories.

Le konjac en résumé

Il se cuisine en un temps record et est encore plus facile à utiliser que les pâtes ou le riz, qu'il peut agréablement remplacer. Prévoir 1 sachet de 150 g par personne. Pour le cuisiner, c'est d'une simplicité enfantine : il suffit de le plonger 3 minutes dans de l'eau bouillante et de l'égoutter, ensuite il entre dans une recette au wok, s'incorpore dans une soupe, s'accommode comme des pâtes ou du riz avec une sauce tomate ou des champignons. Les recettes sont nombreuses et savoureuses.

LE SOJA, SOUS QUELLE FORME ?

Le tofu, dont la texture est proche du flan, peut être découpé en dés et s'incorporer aux légumes ou dans une soupe. On l'agrémente avec de la sauce tamari. Il peut remplacer la viande car il est une source de protéines végétales intéressantes, offrant tous les acides aminés essentiels que notre corps ne sait pas fabriquer.

La crème de soja se trouve en briquette, pour remplacer la crème fraîche, velouter des sauces.

Le jus de soja, si possible enrichi en calcium et sans ajout de sucre, remplace le lait ; il permet de faire des milk-shakes ou des smoothies.

Le miso est une pâte fermentée faite à partir des graines de soja. On l'utilise simplement comme un cube de bouillon, dans une cuisson de viande ou de poisson, pour faire une soupe (appelée dashi) ou donner du goût à une poêlée de légumes. On réalise une soupe miso en diluant un peu de pâte miso dans de l'eau chaude pour obtenir un bouillon à manger avec des shiratakis ou des vermicelles classiques.

Les steaks végétaux
Le tofu comme le seitan, utilisés sous forme de galettes, se substituent à la viande, par leur richesse en protéines, sans graisse, ni cholestérol. Les galettes, tels des steaks végétaux, se trouvent toutes prêtes dans le commerce, à faire réchauffer au four ou à la poêle.
Présentés en bloc, le tofu et le seitan peuvent être découpés en dés et cuits dans un bouillon ou dorés dans un wok, avec des légumes.

L'AGAR-AGAR

L'agar-agar en filaments pour compléter salades et soupes

L'agar-agar en filaments vous servira à compléter un plat léger, type salade composée ou soupe, à raison de 2 pincées (soit à peu près 2,5 g) par personne.

Pour réhydrater l'agar-agar en filaments, portez de l'eau à ébullition, puis retirez la casserole du feu. Versez l'agar-agar en filaments et laissez hydrater pendant 5 à 10 minutes. Égouttez avant de l'utiliser sur une salade ou sur vos légumes. Pour une soupe, 5 minutes avant la fin de la cuisson, ajoutez 2 pincées d'agar-agar en filaments.

L'agar-agar en poudre

L'agar-agar en poudre vous permettra de combler la petite faim de milieu de matinée ou de calmer votre appétit avant de vous mettre à table. À tout moment de la journée ou 20 à 30 minutes avant le repas, ajoutez à votre thé ou tisane 1 sachet d'agar-agar (2 g). Buvez sans trop tarder.

Des gelées :
On les réalise avec des jus (fruits ou légumes) ou du bouillon. Comptez 1/2 litre de liquide pour 2 g d'agar-agar. Mélangez le liquide froid et l'agar-agar, portez à ébullition et laissez frémir 30 secondes. Répartissez dans des verrines ou des ramequins, et ajoutez, selon la recette, des dés de fruits ou de légumes, de tofu, de fromage, des olives, des œufs durs... Puis laissez refroidir au moins 2 heures au réfrigérateur.

Pour que la gelée prenne bien, il faut que le liquide soit porté suffisamment à ébullition : 10 à 30 secondes sont nécessaires, mais pas plus ! Il faut éviter d'utiliser un ingrédient acide, comme le cassis ou le citron, qui réduit à néant le pouvoir gélifiant de l'agar-agar.

Des confitures et confiseries :
Vous pouvez remplacer la gélatine par de l'agar-agar dans une recette de pâte de fruits.

Des terrines :
Il suffit de partir d'une base de gelée ou de crème, éventuellement d'augmenter un peu les quantités, et d'ajouter des ingrédients au choix avant de faire prendre dans un moule à cake recouvert de film alimentaire.

À noter :

2 g = 1 petite cuillerée à café bien rase, souvent le contenu d'un petit sachet de poudre d'agar-agar du commerce.

Chapitre VI

LA PHASE STARTER Tokyo-Paris

La minceur est dans le bento !

Vos placards sont désormais remplis et vous avez certainement faim ! C'est le moment de vous lancer dans le cœur de la méthode Tokyo-Paris.

Souvenez-vous que je l'ai créée pour obtenir une perte de poids efficace et durable sans privations ni frustrations, dans le respect de son corps et de son esprit. Il s'agit tout simplement d'un mode et d'une hygiène de vie que l'on peut facilement introduire dans sa cuisine de tous les jours pour pouvoir jouir le plus longtemps possible d'une vitalité et d'une bonne santé, sans avoir à se transformer en maître de sushis, ni à jouer des couteaux pour faire sauter les teppanyakis !

LES OUTILS À AVOIR AVEC VOUS :

LA CLASSIFICATION DES DENSITÉS CALORIQUES :

Pour faire simple et surtout éviter les calculs fastidieux, je vous propose une classification des aliments les plus courants en fonction de leur densité calorique. Vous trouverez cette liste prête à être découpée à la page 221 de cet ouvrage.

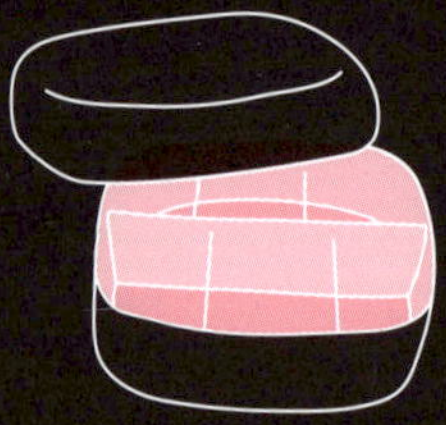

UN BENTO :

Les Japonaises utilisent le bento dans lequel chaque groupe alimentaire a sa place et sa quantité. J'ai adapté cet outil nutritionnellement parfait pour construire vos repas. Ainsi, vous arrêtez de compter les calories et l'équilibre alimentaire devient simple à mettre en place.

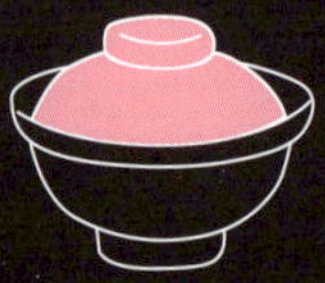

UN BOL JAPONAIS :

C'est l'outil de mesure idéal, ils vous permettront également de séparer les groupes alimentaires et de maîtriser les quantités.

VOS BENTOS MODÈLES :

Pour chaque étape de la méthode Tokyo-Paris, je vous propose de suivre des bentos modèles grâce auxquels vous allez composer votre repas. Chaque compartiment du bento modèle représente un groupe alimentaire. Au fur et à mesure de votre avancée, vous pourrez choisir des aliments à densité calorique plus élevée.

DEUX PHASES, POUR UN RÉSULTAT DURABLE

LA PHASE STARTER

Pour vous familiariser avec les nouvelles habitudes alimentaires tout en déclenchant la perte de poids.

Durant cette phase, vous composerez votre bento-repas avec des aliments de faible densité calorique au déjeuner et au dîner. Votre petit-déjeuner sera protéiné et copieux.

LA PHASE ZEN

Pour stabiliser le poids et retrouver un équilibre alimentaire plus souple.

Pour composer votre bento-repas, vous pourrez choisir des aliments à densité calorique moyenne ou élevée à raison de 2 par bento au déjeuner et au dîner. Un seul repas comporte un produit à base de konjac, (de préférence le soir, au début des 15 premiers jours), l'autre repas présente des féculents (riz, quinoa, légumes secs, pâtes, pomme de terre, patate douce). Le petit déjeuner doit rester copieux.

Ensuite, lorsque vous serez en phase Zen depuis 15 jours, vous pourrez sans problème faire un ou deux repas plus festifs (ou plus "occidentaux"), par semaine, sans préjudice sur la balance.

VOTRE CALENDRIER TOKYO-PARIS

Lu	Ma	Me	Je	Ve	Sa	Di
					1	2
3	4	5	6	7	8	9
10	11	12	13	14	15	16
17	18	19	20	21	22	23
24	25	26	27	28	29	30

Lu	Ma	Me	Je	Ve	Sa	Di
1	2	3	4	5	6	7
8	9	10	11	12	13	14
15	16	17	18	19	20	21
22	23	24	25	26	27	28
29	30	31				

Phase STARTER   Phase ZEN   Repas festif

LES BENTOS MODÈLES

La base de la constitution des menus se fera à partir d'un bento modèle. Chaque case du bento représente un groupe alimentaire.

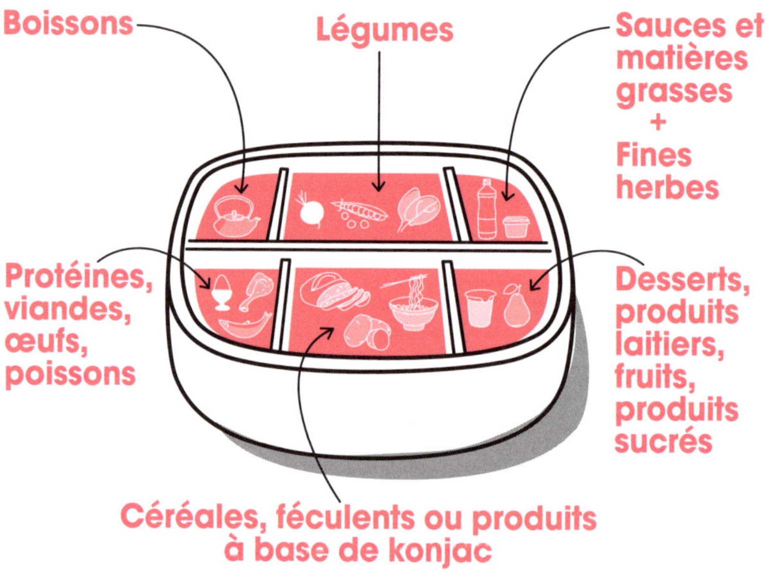

Afin de vous aider à constituer vous-même vos menus, la quantité et la densité calorique que vous devrez utiliser seront indiquées sur chacun de vos bentos modèles.

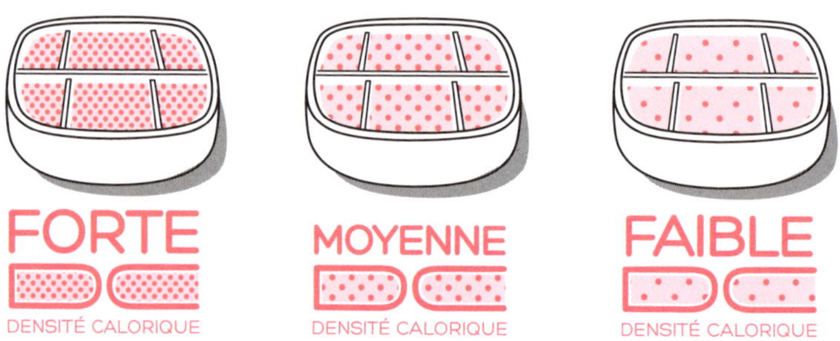

NB : Lorsque la case du bento est toute rose (comme pour les matières grasses), inutile de vous reporter à la densité calorique des aliments.

ET SURTOUT, N'OUBLIEZ PAS L'ESSENTIEL DE LA MÉTHODE TOKYO-PARIS :

1

L'esthétique occupe une place importante et participe au plaisir de préparer et de manger.

2

Les préparations culinaires sont de courte durée, les cuissons sont rapides. La meilleure cuisson au Japon est la plus brève, les légumes sont souvent consommés *al dente*. C'est la garantie de ne pas passer plus de temps en cuisine qu'il ne vous en faut pour manger.

3

Quand vous mangez, ne faites que cela et de préférence dans une ambiance conviviale, assis, avec la télévision éteinte. Adoptez alors la *slow-food*, en prenant le temps de mastiquer et d'apprécier ce que vous mangez. Une pause entre l'entrée et le plat est la meilleure façon de favoriser la satiété.

4

Sachez avoir du plaisir et, **de temps en temps, offrez-vous quelque chose que vous adorez vraiment**, comme une pâtisserie. Cela évite les compulsions et si elle est consommée dans la détente, elle ne vous fera pas grossir ! Pensez aux wagashis ! Pensez aussi à partagez ces petits plaisirs, comme les Japonaises !

LA PHASE STARTER TOKYO-PARIS EN DÉTAIL

PRINCIPE

La phase Starter va vous permettre de perdre du poids. Je vous conseille de suivre ce programme de journées à 1400 kcal / jour.

UN PETIT DÉJEUNER COPIEUX ET PROTÉINÉ.

Il peut être de densité calorique (DC) importante, il doit apporter, en tous cas, au moins 1/3 de l'énergie fournie sur la journée.

Il est protéiné, pour assurer les besoins fondamentaux de l'organisme le matin (lancer la production de cortisol), entraîner la satiété et lancer le métabolisme vers une utilisation de l'énergie.

Au Japon, il est constitué de riz, de poisson et de fruits, je vous propose des solutions plus occidentales.

UN DÉJEUNER ET UN DÎNER DE FAIBLE DENSITÉ CALORIQUE.

La consommation importante d'aliments de faible densité calorique permet d'ingérer de bonnes quantités qui induisent un rassasiement immédiat et l'apport de fibres. Vous n'aurez pas faim !

La base de la constitution des menus du déjeuner et du dîner se fera à partir d'un bento modèle à 6 compartiments. Chaque case du bento représente un groupe alimentaire. Pour composer vous-même votre déjeuner ou votre dîner, choisissez vos aliments en fonction de son groupe alimentaire et de sa densité calorique sur les classifications.

Des séquences de 3 semaines sont les plus bénéfiques, s'il est besoin de perdre plus, je vous recommande d'intercaler entre 2 phases Starter, 15 jours de phase Zen.

BENTO MODÈLE PETIT DÉJEUNER

PHASE STARTER - 500 KCAL ENVIRON

Le petit déjeuner doit être copieux. Choisir des aliments de **densité calorique moyenne ou forte maximum 2 fois par repas** (hors matières grasses).

Choisir les autres aliments parmi les **faibles densités caloriques**

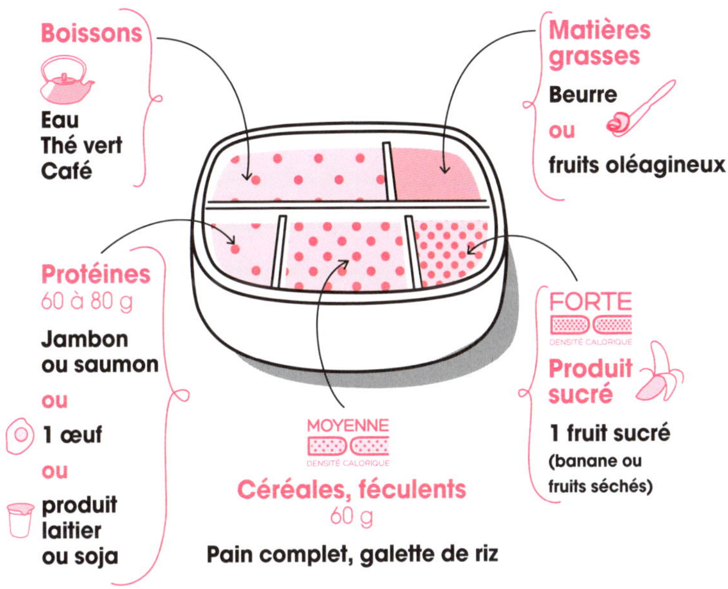

IDÉE PETIT DÉJEUNER 1 515 kcal

50 g de fromage à pâte dure (chèvre ou brebis) 175 kcal • **2 tranches de 30 g de pain complet ou aux céréales** 130 kcal • **10 g de beurre** 85 kcal • **1 cuil. à soupe de graines de sésame** 50 kcal • **1 fruit frais** 75 kcal • **Thé vert**

IDÉE PETIT DÉJEUNER 2 515 kcal

2 tranches de pain complet 130 kcal • **2 carrés de fromage frais (40 g)** 80 kcal • **1 tranche de jambon ou de saumon** 90 kcal • **1 jus de fruits frais** 150 kcal • **Thé vert**

BENTO MODÈLE DÉJEUNER ET DÎNER

PHASE STARTER - 450 KCAL ENVIRON

Choisir les aliments parmi les **faibles densités caloriques** (hors matières grasses)

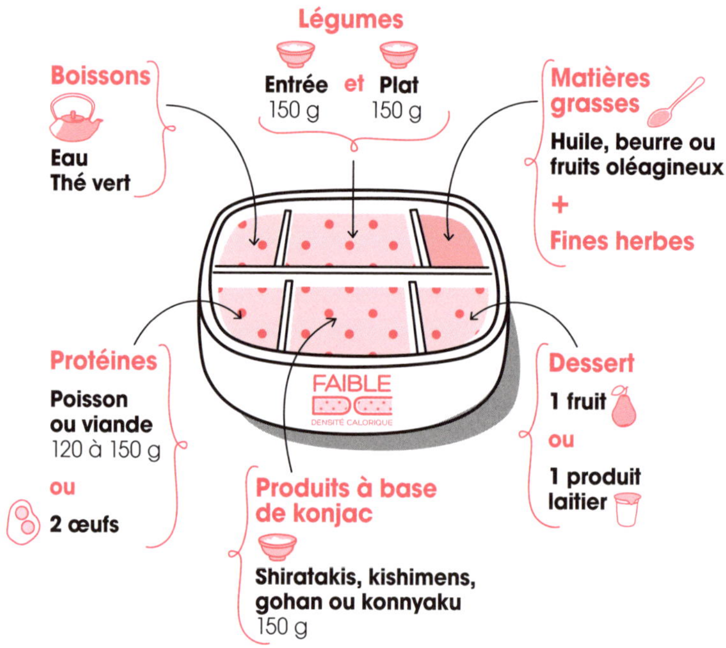

IDÉE MENU MIDI 460 kcal

Entrée : 150 g de crudités 50 kcal • **Sauce au soja cuisine, citron, fines herbes** 15 kcal • **Plat : 200 g de légumes verts** 80 kcal •**150 g de shiratakis** 15 kcal • **120 g de poulet** 150 kcal •**1 cuil. à soupe d'huile, sel herbes aromatiques** 90 kcal • **Dessert : Fruit en gelée d'agar-agar** 150 kcal

IDÉE MENU DINER 440 kcal

Entrée : 150 g de crudités ou gelée ou mousse de légume à l'agar-agar 50 kcal • **Sauce au soja cuisine, citron, fines herbes** 15 kcal • **Plat : 200 g de légumes verts** 80 kcal • **150 g de gohan** 15 kcal • **150 g de poisson** 130 kcal • **1 cuil. à soupe d'huile, sel, herbes aromatiques** 90 kcal • **Dessert : 1 yaourt nature de soja ou classique** 60 kcal

Vous trouverez ici nombre d'idées pour associer le konjac, avec des légumes, des herbes aromatiques, des épices, de l'ail, de l'oignon, du poisson, du tofu, des algues, soit pour "rénover" vos bonnes recettes de famille, soit pour en découvrir d'autres.

L'agar-agar est aussi précieux pour cette phase, puisqu'elle va permettre de réaliser des entrées, de l'aspic à la mousse, et des desserts colorés et fruités à faible apport calorique.

L'agar-agar en filaments vous servira à compléter un plat léger, type salade composée ou soupe, à raison de 2 cuillerées à soupe (soit à peu près 2 g) par personne.

L'agar-agar en poudre vous permettra de combler la petite faim de milieu de matinée ou de calmer votre appétit avant de vous mettre à table.

Une astuce Tokyo-Paris : le "thé magique" à l'agar-agar

Faites bouillir de l'eau. Préparez une tasse de votre boisson habituelle (thé, thé vert à la menthe ou à la bergamote). Versez 1 sachet d'agar-agar (2 g) dans le liquide bouillant.

Mélangez bien. Après un aspect temporairement opalescent, votre thé redeviendra liquide, sa saveur et sa couleur ne seront absolument pas modifiées. Consommez avant que la température du thé ne redescende à 40 °C.

L'intérêt de ce thé est de produire un effet coupe-faim par augmentation du volume intragastrique. Consommez-en 30 minutes avant les principaux repas et chaque fois que vous aurez envie de grignoter.

IDÉES RECETTES

ENTRÉES

CRUDITÉS EN VINAIGRETTE SANS HUILE

- 1 cuil. à soupe de vinaigre
- 1 cuil. à café de tamari
- 1 cuil. à café de ciboulette ou de persil ciselé
- 2 cuil. à soupe de soja cuisine
- 1 pointe de wasabi

Mélangez l'ensemble et versez sur les crudités.

SAUCES AUX HERBES OU AUX ÉPICES POUR CRUDITÉS

Pour 4 personnes

- 10 cl de crème de soja
- 1 cuil. à café de moutarde
- sel - poivre
- herbes ou épices au choix

Versez la crème de soja dans un bol, ajoutez la moutarde, salez, poivrez, mélangez, puis assaisonnez, au choix, de ciboulette, de menthe, de thym, de basilic, de coriandre, d'oignon ciselé avec des câpres, ou encore de curcuma ou de cumin.

CRUDITÉS EN CITRONETTE SANS HUILE

- 2 cuil. à soupe de jus de citron
- 1 cuil. à café d'algues en paillettes
- 2 cuil. à soupe de soja cuisine
- 1 pointe de wasabi

Mélangez l'ensemble et versez sur les crudités.

Dans ces sauces, vous pouvez très bien remplacer le tamari par du sel et du poivre, le soja cuisine par de la crème fraîche liquide à 15% de MG, les paillettes d'algues par du thym ou des herbes de Provence et le wasabi par de la moutarde de Dijon.

BETTERAVE EN GELÉE À L'AGAR-AGAR

Pour 2 personnes

- 1 betterave
- 2 échalotes
- 2 pistils de safran
- 1 cuil. à café de coriandre ciselée
- 1/2 sachet d'agar-agar (1 g)
- sel - poivre

Taillez les échalotes et la betterave en petits dés. Placez-les dans une casserole avec le safran, salez, poivrez. Mouillez l'ensemble avec 1 verre d'eau et laissez cuire 5 minutes. Filtrez le bouillon encore chaud et diluez l'agar-agar dedans. Remplissez les ramequins de cette gelée liquide et laissez-les refroidir puis prendre 6 heures au réfrigérateur.

Saupoudrez les ramequins de coriandre avant de consommer bien frais.

MOUSSE DUO RADIS/CONCOMBRE

Pour 1 personne

- 3 radis ou 1 daïkon (radis blanc)
- 1/4 de concombre
- 1/2 sachet d'agar-agar (1 g)
- 1/2 cube de bouillon
- quelques paillettes d'algues ou du thym

Dans une petite casserole, faites chauffer légèrement 1 demi-verre d'eau avec le demi-cube de bouillon. Coupez les légumes en petits morceaux et mettez-les à cuire 20 minutes. Ajoutez le thym, mixez le tout, incorporez ensuite l'agar-agar et faites chauffer environ 30 secondes.
Laissez refroidir, puis versez dans un petit bol et laissez prendre au réfrigérateur. Consommez frais.

SALICORNES AUX LAMELLES DE CAROTTES

Pour 1 personne
- 30 g de salicornes en bocal
- 1 petite carotte
- 1 cuil. à café de graines de sésame
- 1 cuil. à café de vinaigre balsamique
- 1 cuil. à café de tamari
- 1 cuil. à soupe d'huile d'olive
- 20 cl de bouillon fait avec 1 cube de bouillon (ou de dashi : soupe réalisée avec 1 sachet de miso)

Égouttez les salicornes. Coupez la carotte en petites lamelles. Faites revenir les algues et les lamelles de carotte dans un wok avec l'huile. Ajoutez le vinaigre, le tamari et les graines de sésame, puis le bouillon. Laissez cuire jusqu'à ce que les algues soient tendres et le bouillon réduit.

PLATS

SHIRATAKIS AUX SAINT-JACQUES ET BASILIC

Pour 1 personne
- 150 g de shiratakis de konjac
- 120 g de noix de Saint-Jacques (fraîches ou congelées)
- 1/2 cuil. à café de curcuma
- 10 feuilles de basilic
- 1 gousse d'ail
- 1/4 d'oignon
- 1 cuil. à soupe d'huile d'olive
- sel - poivre

Égouttez les shiratakis, rincez-les à l'eau froide pendant 1 minute. Faites-les cuire 3 minutes dans une casserole remplie d'eau bouillante, puis égouttez-les.

Épluchez la gousse d'ail et l'oignon et hachez-les grossièrement, ciselez le basilic et mélangez l'ensemble. Faites chauffer un wok avec l'huile d'olive et faites-y revenir les noix de Saint-Jacques de chaque côté avec le curcuma, jusqu'à ce qu'elles soient légèrement blondes, puis intégrez le mélange précédent. Salez et poivrez.

Ajoutez les shiratakis de konjac dans le wok. Dégustez immédiatement bien chaud ou faites réchauffer plus tard au micro-onde 30 secondes.

POULET AU THYM ET SHIRATAKIS AUX TOMATES ET POIVRONS

Pour 1 personne
- 150 g de blanc de poulet
- 150 g de shiratakis
- 1 petit poivron orange
- 1 petite tomate
- 1 gousse d'ail
- 1 cuil. à soupe d'huile d'olive
- 1/2 citron
- 1 cuil. à soupe de thym
- 1 pincée de gros sel
- sel - poivre

Préchauffez le four à 180 °C (th. 6). Dans un saladier, mettez le blanc de poulet coupé en lanières, le thym, le citron pressé, l'huile d'olive et le gros sel. Mélangez bien. Laissez mariner 30 minutes au frais, protégé d'un couvercle.

Transvasez le poulet dans un plat allant au four et enfournez pour 15 minutes. Coupez l'ail en mini-dés, le poivron en lanières et la tomate en cubes.

Dans un wok, faites revenir le poivron, l'ail et la tomate avec un peu d'eau, à feu vif durant 5 minutes. Salez, poivrez. Égouttez les shiratakis, (certains shiratakis sont présentés noués en petits paquets dans la barquette, défaites alors les nœuds si besoin) et rincez-les à l'eau claire. Faites-les cuire 2 à 3 minutes dans de l'eau bouillante salée. Égouttez.

Mélangez les shiratakis avec les légumes et servez aussitôt en accompagnement du poulet.

GOHAN SAUTÉ AU TOFU

Pour 1 personne

- 150 g de gohan de konjac
- 100 g de tofu
- 1 cuil. à soupe d'huile d'olive
- 1/2 oignon blanc
- 50 g de petits pois congelés
- 50 g de champignons noirs ou de Paris
- 1 cuil. à soupe de sauce soja
- poivre
- 1 brin de coriandre

Égouttez le gohan dans une passoire et plongez-le 1 minute dans une casserole d'eau frémissante, puis égouttez-le à nouveau. Faites chauffer un wok avec l'huile et versez l'oignon émincé, les petits pois décongelés et les champignons grossièrement hachés. Laissez cuire 5 minutes en mélangeant régulièrement, puis ajoutez le gohan cuit et le tofu découpé en dés. Prolongez la cuisson de 2 minutes. Incorporez la sauce soja et la coriandre ciselée, poivrez. Servez bien chaud.

RISOTTO DE GOHAN AUX NAVETS ET CREVETTES

Pour 1 personne

- 2 navets
- 150 g de gohan
- 120 g de crevettes décortiquées
- 1 cuil. à soupe d'huile d'olive
- 1 dosette de safran
- 1 gousse d'ail
- 1 brin de coriandre

Égouttez le gohan dans une passoire et plongez-le 2 minutes dans une casserole d'eau frémissante, puis égouttez-le à nouveau. Faites rissoler au wok les navets pelés et découpés en morceaux dans l'huile d'olive avec la gousse d'ail hachée. Ajoutez les crevettes et prolongez la cuisson de 5 minutes. Quand les navets et les crevettes ont coloré, incorporez le gohan et le safran. Mélangez bien, puis saupoudrez de coriandre ciselée. Consommez bien chaud.

SHIRATAKIS AU CURRY DE CABILLAUD

Pour 1 personne

- 150 g de filet de cabillaud
- 100 g de feuilles d'épinards
- 150 g de shiratakis
- 1 petit poireau
- 1 cuil. à soupe de poudre de curry
- 1 cuil. à soupe d'huile de graines mélangées ou d'olive
- 10 cl de jus de soja ou de lait demi-écrémé
- sel - poivre

Égouttez les shiratakis, rincez-les à l'eau froide pendant 1 minute. Faites-les cuire 2 à 3 minutes dans une casserole remplie d'eau bouillante, puis égouttez-les et maintenez-les au chaud.

Lavez les feuilles d'épinards, découpez-les en lanières puis mettez-les au cuit-vapeur 5 minutes. Émincez finement le poireau en rondelles.

Découpez le poisson en dés et saupoudrez-les de curry. Faites saisir des dés de cabillaud dans l'huile chaude au wok 2 minutes recto verso, ajoutez les rondelles de poireau et mouillez avec un peu de jus récupéré des épinards, puis laissez mijoter 5 minutes. Incorporez alors les épinards et le lait. Salez, poivrez et laissez cuire encore 3 minutes. Servez bien chaud sur les shiratakis.

SHIRATAKIS À LA DINDE ET À L'AUBERGINE

Pour 1 personne
- 1 petit oignon
- 1 petite aubergine
- 120 g de filet de dinde
- 150 g de shiratakis
- 1 cuil. à soupe d'huile d'olive
- 1 pincée d'algues en paillettes
- sel - poivre

Égouttez les shiratakis dans une passoire et rincez-les sous un filet d'eau froide. Plongez-les 3 minutes dans une casserole d'eau frémissante et égouttez-les à nouveau.

Découpez l'oignon en fines lamelles, l'aubergine en rondelles. Faites chauffer l'huile dans un wok, jetez d'abord l'oignon, puis les rondelles d'aubergine, 5 minutes à feu vif. Découpez le blanc de dinde en lanières fines et disposez-les dans le wok avec les légumes. Salez et poivrez, ajoutez la pincée d'algues. Laissez cuire jusqu'à ce que les lamelles de dinde soient blanches. Disposez le tout dans une assiette, sur les shiratakis encore chauds.

SHIRATAKIS AU COLIN ET SALICORNE

Pour 1 personne
- 150 g de dos de colin
- 150 g de shiratakis
- 150 g de salicornes fraîches ou en bocal
- 1 cuil. à soupe d'huile d'olive
- tamari ou sel et poivre
- le jus d'1/2 citron
- 1 pincée d'algues en paillettes
ou d'herbes de Provence

Préparez les salicornes : triez-les, coupez la partie dure du pied, plongez-les dans un évier et rincez abondamment à l'eau claire. Cette opération consiste à dessabler et dessaler les salicornes. Égouttez-les et épongez. Dans un faitout, portez de l'eau à ébullition et jetez-y les salicornes. Portez de nouveau à ébullition, laissez cuire 3 à 4 minutes. Égouttez.

Égouttez les shiratakis, rincez-les à l'eau froide pendant 1 minute. Faites-les cuire 2 à 3 minutes dans une casserole remplie d'eau bouillante, puis égouttez-les et maintenez-les au chaud.

Dans un wok, versez l'huile, laissez chauffer puis mettez le colin découpé en morceaux. Retournez-les après 3 minutes pour qu'ils dorent sur les deux faces, puis ajoutez 1 cuil. à soupe de tamari ou 1 pincée de sel et du poivre moulu, le jus de citron, ainsi que les salicornes cuites. Saupoudrez d'algues ou d'herbes de Provence. Laissez encore 3 minutes sur le feu.

Disposez-les shiratakis encore chauds dans un plat creux. Versez le contenu du wok dessus et dégustez bien chaud.

GOHAN AU CALAMAR ET TOMATES À LA PROVENÇALEE

Pour 1 personne

- 150 g de calamar
- 150 g de gohan
- 2 tomates
- 1 cuil. à soupe d'huile d'olive
- 5 feuilles de persil
- 5 feuilles de coriandre
- curry - sel - poivre

Coupez les tomates en deux et placez-les dans un plat à gratin. Salez, poivrez. Ajoutez le persil ciselé et l'huile d'olive. Enfournez pour 20 minutes à 210 °C (th. 7). Coupez le calamar en lanières, saupoudrez-les de curry et faites-les blondir 4 minutes dans un wok, en les retournant régulièrement.

Égouttez le gohan de konjac et rincez-le à l'eau claire. Réchauffez-le 2 minutes dans de l'eau bouillante salée. Égouttez. Mélangez le calamar avec le gohan et les feuilles de coriandre ciselées. Servez chaud avec les tomates cuites au four.

SHIRATAKIS AU POIVRON ET AU POULET

Pour 1 personne

- 150 g de shiratakis de konjac
- 150 g de blanc de poulet
- 1/2 oignon
- 1 poivron
- 1 cuil. à soupe d'huile d'olive
- 1 cuil. à café de persil ciselé
- sel - poivre

Découpez le poulet et le poivron en dés et l'oignon en lamelles. Faites chauffer l'huile dans un wok. Ajoutez l'oignon puis faites dorer les morceaux de poulet, 3 minutes environ en remuant. Salez, poivrez, intégrez les dés de poivron et laissez cuire encore 8 minutes environ.

Égouttez les shiratakis dans une passoire et rincez-les sous un filet d'eau froide. Plongez-les 3 minutes dans une casserole d'eau frémissante et égouttez-les à nouveau. Incorporez-les dans la poêlée et laissez cuire encore 2 minutes avant de mettre le persil hors du feu.

Dégustez immédiatement bien chaud, ou faites réchauffer plus tard au micro-onde 30 secondes.

KISHIMENS À LA BOLOGNAISE

Pour 1 personne

- 1 gousse d'ail
- 1/2 oignon
- 100 g de bœuf haché à 5 % de MG
- 50 g de coulis de tomate
ou 2 tomates bien mûres
- 1 carotte
- 1 petite branche de céleri
- 1 pincée de thym
- 1 pincée d'origan

- 2 feuilles de laurier séchées
- sel - poivre
- 1 cuil. à soupe d'huile d'olive

Faites chauffer l'huile dans un wok, puis ajoutez la gousse d'ail hachée, l'oignon coupé en petits dés et faites-les fondre. Au bout d'1 minute, intégrez la carotte et le céleri en petits dés, le thym, l'origan, le laurier, salez, poivrez et laissez cuire 5 minutes.

Incorporez la viande hachée en l'émiettant, puis le coulis de tomate (ou les tomates épluchées et coupées en morceaux). Salez et poivrez à nouveau pour rectifier l'assaisonnement et laissez mijoter 20 minutes.

En fin de cuisson de la sauce, rincez abondamment les kishimens de konjac. Placez une casserole d'eau sur le feu jusqu'à ébullition. Une fois l'eau bouillante, versez les kishimens et laissez cuire 3 à 5 minutes. Égouttez-les et ajoutez-les dans la sauce bolognaise. Dégustez chaud.

SALADE THAÏE CONCOMBRE ET SHIRATAKIS

Pour 1 personne

- 150 g de shiratakis
- 1/4 de concombre
- 1 carotte
- 1 poignée de germes de soja frais
- 100 g de crevettes cuites et décortiquées
- 1/2 cuil. à café de gingembre frais râpé ou moulu et déshydraté
- 1 cuil. à café de sauce soja tamari ou de vinaigre balsamique
- le jus d'1/2 citron vert
- 1 cuil. à soupe d'huile de colza
- 1 cuil. à soupe de coriandre ciselée
- sel - poivre

Égouttez les shiratakis dans une passoire et rincez-les sous un filet d'eau froide. Plongez-les 3 minutes dans une casserole d'eau frémissante puis égouttez-les à nouveau.

Épluchez la carotte, découpez-la en longues lamelles à l'aide d'un couteau Économe. Rincez le concombre et coupez-le en rondelles. Mélangez le tout dans un saladier avec les germes de soja et les shiratakis. Fouettez le jus de citron avec l'huile, le tamari ou le vinaigre et le gingembre râpé, du sel et du poivre. Versez sur la salade. Saisissez les crevettes 3 minutes dans l'huile chaude d'un wok. Disposez les crevettes sur les légumes, parsemez de coriandre et consommez aussitôt, les crevettes encore chaudes.

DÔMES D'ANANAS FRAIS

Pour 4 personnes

- 50 cl de jus d'ananas
- 1/2 ananas
- 1 sachet d'agar-agar (2 g)
- quelques feuilles de menthe

Découpez l'ananas en morceaux, puis répartissez-les dans quatre moules individuels. Versez le jus d'ananas dans une casserole et ajoutez l'agar-agar en pluie.

Remuez le mélange et portez à ébullition. Laissez cuire 1 minute. Versez la préparation sur les fruits, laissez refroidir, puis placez au réfrigérateur 2 à 6 heures. Démoulez à l'aide de la pointe d'un couteau et déposez dans des assiettes. Décorez avec les feuilles de menthe et servez très frais.

GELÉE DE POIRE ET D'ORANGE

Pour 2 personnes

- le jus de 2 oranges
- 1 verre d'eau
- 1 grosse poire
- 1 sachet d'agar-agar (2 g)

Pelez la poire et découpez-la en petits morceaux. Mélangez le jus d'orange, le verre d'eau et l'agar-agar dans une casserole et portez à ébullition durant 10 secondes. Ajoutez les dés de poire puis répartissez le mélange dans deux ramequins individuels. Laissez refroidir et disposez au réfrigérateur durant 6 heures. Consommez frais.

Chapitre

VII

TOKYO-PARIS EN PHASE ZEN

Vous avez perdu du poids, vous vous sentez mieux, plus légère, mais vous avez envie de souplesse ?

C'est de votre nouvel équilibre alimentaire dont je vais vous parler, maintenant. Vous avez réussi à mincir, et ce sera une bonne fois pour toutes en adoptant dans votre alimentation de tous les jours les vertus de la cuisine japonaise. Rester mince et jeune constitue désormais votre engagement à long terme.

RÉAPPRENDRE À MANGER ET À RESPECTER SON BIORYTHME

De bonnes habitudes alimentaires sont fondamentales et sont le socle d'une stabilité pondérale. Il est vrai que changer son alimentation est probablement la chose la plus difficile qui soit, et tenir sur la durée n'est possible que si l'on y trouve du plaisir.

La phase zen est prévue pour éviter l'échec du régime par les grignotages ou une incertitude sur la composition des repas. L'alimentation du quotidien s'engage dans le plaisir de manger bon, tout en respectant sa silhouette et en favorisant la prévention santé et jeunesse.

PRINCIPE DE LA PHASE ZEN

Cette phase zen s'organise sur des apports quotidiens de 1 700 calories. Elle permet de stabiliser le poids et, après une séquence de 3 semaines en phase starter, de retrouver un équilibre alimentaire plus harmonieux et plus souple.

Le petit déjeuner doit rester copieux. Un seul repas principal comporte un produit à base de konjac (de préférence le soir, au début des 15 premiers jours), l'autre repas présente des féculents (riz, quinoa, légumes secs, pâtes, pommes de terre, patates douces).

La constitution des menus du déjeuner et du dîner se fera à partir d'un bento modèle à six compartiments. Chaque case du bento représente un groupe alimentaire. Pour composer vous-même votre déjeuner ou votre dîner, choisissez vos aliments en fonction de son groupe alimentaire et de sa densité calorique sur les classifications.

Vous pouvez choisir des aliments sur les listes de DC moyenne et élevée (viandes, poissons, œufs, fruits secs, fromages), à raison de deux fois par repas. Les autres aliments seront à densité calorique faible.

Et ensuite ?
Lorsque vous serez en phase zen depuis 15 jours, vous pourrez sans problème faire un ou deux repas plus festifs (ou plus « occidentaux ») par semaine, sans préjudice sur la balance.

C'EST L'HARMONIE, LA SOUPLESSE ET LA SÉRÉNITÉ QUI PRIMENT.

Vous mangez dans un cadre calme et agréable un menu qui correspond à vos besoins et qui respire élégance et simplicité. Une fois de plus, il n'est pas question de tomber dans l'orthorexie, par la rigueur d'un comptage calorique.

ET TOUJOURS LES SIX ESSENTIELS TOKYO-PARIS À TABLE !

1. Le temps le plus long est pris pour le plaisir des yeux d'une petite assiette décorée avec quelques crudités, sur laquelle les aliments sont joliment disposés. Ce temps permet de se détendre et de se préparer à jouir pleinement de l'instant, au lieu de se précipiter à manger.
2. Choisissez des aliments à faible densité calorique pour être plus attentive aux sensations de faim et de satiété.
3. Profitez de votre repas : ne téléphonez pas en même temps, ne regardez pas la télé ou l'ordinateur.
4. Perdez cette habitude de vous remplir sans savourer : prenez du plaisir quand vous mangez et concentrez-vous sur la saveur des aliments, apprenez à sortir de table sans vous sentir « pleine ».
5. Posez vos couverts toutes les trois bouchées et mâchez bien les aliments ou utilisez des baguettes.
6. Analysez les portions : chez vous, utilisez une vaisselle adaptée type bol japonais et, au restaurant, coupez votre assiette en deux selon ce que vous avez envie de manger.

Le petit dejeuner reste le même que le petit déjeuner Starter.

BENTO MODÈLE PETIT DÉJEUNER

PHASE ZEN - 500 KCAL ENVIRON

Le petit déjeuner doit être copieux. Choisir des aliments de **densité calorique moyenne ou forte maximum 2 fois par repas** (hors matières grasses).

Choisir les autres aliments parmi les **faibles densités caloriques**

Boissons

Eau
Thé vert
Café

Matières grasses

Beurre
ou
fruits oléagineux

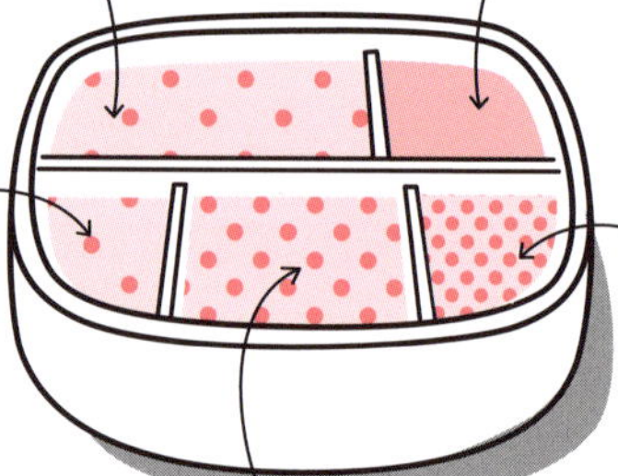

Protéines
60 à 80 g

Jambon ou saumon
ou
1 œuf
ou
produit laitier ou soja

MOYENNE
DENSITÉ CALORIQUE

Céréales, féculents
60 g

Pain complet, galette de riz

FORTE
DENSITÉ CALORIQUE

Produit sucré

1 fruit sucré
(banane ou fruits séchés)

IDÉE PETIT DÉJEUNER 1 485 kcal

1 œuf coque 110 kcal • **4 galettes de riz** 115 kcal • **2 cuil. à café de pâte d'amandes** 90 kcal •**3 pruneaux ou dattes** 170 kcal • **Thé vert au citron**

IDÉE PETIT DÉJEUNER 2 440 kcal

1 milk-shake à faire avec : du lait et de la crème de soja ou bien 1 yaourt de soja 60 kcal **et 1 banane et des fruits rouges** 100 kcal• **20 amandes, noisettes ou pistaches non salées** 130 kcal • **2 tranches de pain aux graines** 150 kcal • **Thé vert**

Vous pouvez également prendre si vous le souhaitez un petit déjeuner plus "classique".

BENTO MODÈLE PETIT DÉJEUNER

PHASE ZEN "CLASSIQUE"- 500 KCAL ENVIRON

Le petit déjeuner doit être copieux. Choisir des aliments de **densité calorique moyenne ou forte maximum 2 fois par repas** (hors matières grasses).

Choisir les autres aliments parmi les **faibles densités caloriques**

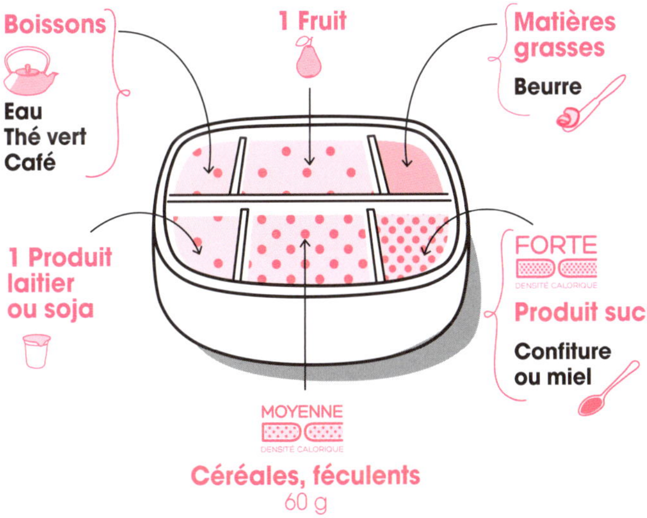

IDÉE PETIT DÉJEUNER "CLASSIQUE" 510 kcal

2 tranches de pain (60 g) 150 kcal • **10 g de beurre** 75 kcal • **2 cuil. à soupe de miel ou de confiture** 60 kcal • **1 yaourt nature sucré** 90 kcal • **2 petits fruits ou leur jus** 125 kcal • **Thé ou café**

➔ BENTO MODÈLE DÉJEUNER

PHASE ZEN - 650 KCAL ENVIRON

Choisir des aliments de **moyenne et forte densité calorique** (viandes, poissons, œufs, fruits secs, fromages) **2 fois par repas** (hors matières grasses)

Choisir les autres aliments parmi les **faibles densités caloriques**

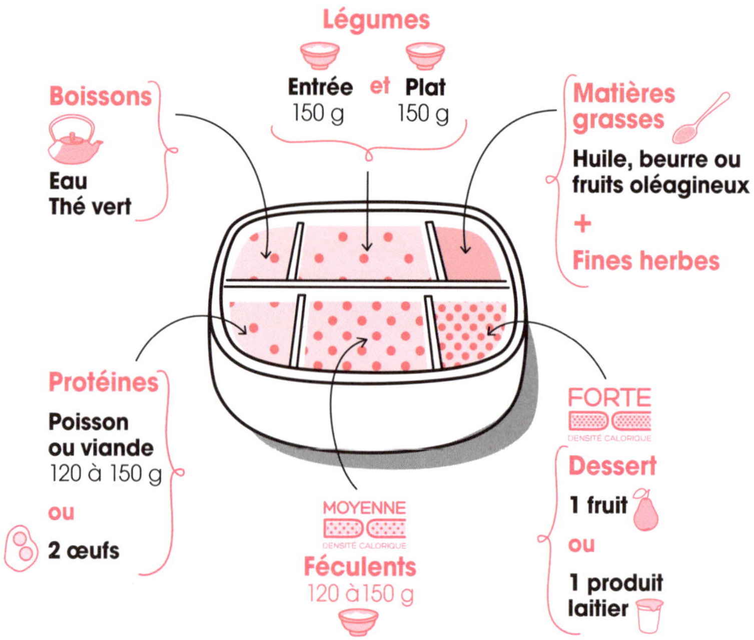

IDÉE MENU MIDI 665 kcal

Entrée : **100 g de crudités ou algues + 1 cuil. à café d'huile** 95 kcal • Plat : **120 g de viande, poisson ou tofu** 140 kcal • **150 g de légumes** 60 kcal • **riz, pommes de terre, pâtes ou quinoa (150 g cuits)** 160 kcal • **cuil. à soupe d'huile** 90 kcal • Dessert : **dessert fruité/lacté** 80 kcal • **un peu de sucre ou fruits secs** 40 kcal

BENTO MODÈLE DÎNER

PHASE ZEN - 500 KCAL ENVIRON

Choisir des aliments de **moyenne et forte densité calorique** (viandes, poissons, œufs, fruits secs, fromages) **2 fois par repas** (hors matières grasses)

Choisir les autres aliments parmi les **faibles densités caloriques**

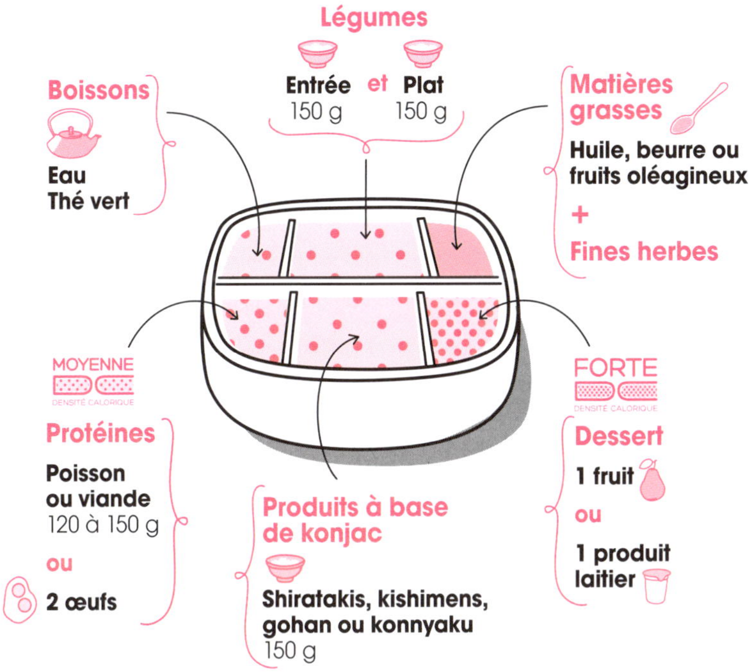

IDÉE MENU DÎNER 510 kcal

Entrée : **100 g de crudités ou algues + 1 cuil. à café d'huile** 95 kcal • **Plat :** **150 g de viande ou poisson** 175 kcal • **300 g de légumes et shiratakis** 75 kcal • **1 cuil. à soupe d'huile** 90 kcal • **Dessert :** **1 fruit** 75 kcal

ET APRÈS 15 JOURS DE PHASE ZEN ?

Après 15 jours d'application de la phase zen et pour maintenir votre nouveau poids, il est possible d'intervertir le dîner avec le midi, ou bien de changer de dessert au dîner pour plus de souplesse (fromage ou dessert = 125 kcal).

Après 15 jours de phase zen également, on peut s'octroyer un repas festif, par exemple :

IDÉE MENU ZEN FESTIF 895 kcal

Saumon fumé, crème et 1 blini en entrée 95 + 135 = 230 kcal • **1 viande en sauce avec des pâtes** 355 + 160 = 515 kcal • **1 coupe de glace ou sorbet** 150 kcal

---

Un menu festif est un repas où l'on oublie la densité calorique des aliments, tout en conservant chaque groupe alimentaire.

Lu	Ma	Me	Je	Ve	Sa	Di
					1	2
3	4	5	6	7	8	9
10	11	12	13	14	15	16
17	18	19	20	21	22	23
24	25	26	27	28	29	30

Lu	Ma	Me	Je	Ve	Sa	Di
1	2	3	4	5	6	7
8	9	10	11	12	13	14
15	16	17	18	19	20	21
22	23	24	25	26	27	28
29	30	31				

Phase STARTER — Phase ZEN — Repas festif

C'est parce que votre corps va réagir en autorégulation le lendemain (maintenant que vous avez pris l'habitude d'écouter vos besoins) que vos deux repas du midi et du dîner seront automatiquement plus légers. L'équilibre alimentaire se regarde, en réalité, sur la semaine. En effet, le corps sait spontanément maintenir un niveau d'apport calorique constant d'une semaine sur l'autre. Ainsi, certains jours, on peut ingérer plus de 2 000 calories, qui seront automatiquement compensées par des journées de moindre apport.

Au final, la semaine comportera toujours 1 700 calories x 7 jours, soit 12 000 calories hebdomadaires en moyenne.

Si, à la fin de la phase zen, vous souhaitez perdre plus de poids, reprogrammez alors 3 semaines de phase starter.

IDÉES RECETTES

ENTRÉES

CRUDITÉS ET LÉGUMES EN SALADE

Dans l'ensemble, ces sauces peuvent se préparer sans crème de soja, mais seront moins onctueuses et de moindre volume. Vous pouvez très bien remplacer le soja cuisine par de la crème liquide à 15 % de MG, le tamari par du sel et du poivre ou du vinaigre, les paillettes d'algues par du thym ou des herbes de Provence et le wasabi par de la moutarde de Dijon.

Ces sauces peuvent être conservées quelques jours au réfrigérateur dans un bocal fermé.

Mon conseil :

Utilisez 3 cuillerées à soupe de sauce pour 1 portion de crudités.

VINAIGRETTE ONCTUEUSE AUX ALGUES

- 4 cuil. à soupe d'huile de colza
- 1 cuil. à café de moutarde
- 2 cuil. à soupe de vinaigre de cidre ou de vin
- 10 cl de crème de soja
- 1 cuil. à café de paillettes d'algues

Mélangez l'huile, la moutarde, le vinaigre, puis ajoutez la crème de soja et les algues.

CITRONETTE SPÉCIALE OKINAWA

- 4 cuil. à soupe d'huile de colza
- le jus d'1/2 citron
- 1/2 cuil. à café de wasabi
- 10 cl de crème de soja
- 1 cuil. à café de poudre de gingembre

- 2 cuil. à soupe de tamari
- 2 cuil. à café de graines de sésame

Mélangez l'huile, le jus de citron et le wasabi, puis ajoutez la crème de soja, le gingembre, le tamari et les graines de sésame.

SAUCE SOJA À L'ANETH ET AUX ALGUES SPÉCIALE SALADE DE LA MER

- 4 cuil. à soupe d'huile de colza
- 1 cuil. à café de tamari
- 10 cl de crème de soja
- 1 échalote émincée
- 2 cuil. à café d'aneth surgelé

Mélangez bien tous les ingrédients. Il est possible et bienvenu d'ajouter 1 cuillerée à café de paillettes d'algues.

SAUCE ROSE À L'AIL

- 2 cuil. à café de jus de citron
- 3 cuil. à café de purée de tomates
- 1 cuil. à café de tamari
- 1 cuil. à café d'ail ciselé
- 1 cuil. à café de basilic ciselé
- 10 cl de crème de soja.

Mélangez bien tous les ingrédients avec la crème de soja.

TARTARE D'ALGUES

Pour 6 personnes

- 100 g de mélange de wakamé, kombu, laitue de mer
- 2 échalotes
- 2 gousses d'ail
- 4 noix
- 1 bouquet de persil

- 1 cuil. à soupe d'huile de colza
- 1 cuil. à café de sauce soja tamari

Passez 5 minutes sous l'eau claire le mélange d'algues (acheté en magasin diététique ou à la poissonnerie).

Hachez menu les échalotes, les gousses d'ail et les noix. Ciselez le persil et le mélange d'algues soigneusement égoutté. Mélangez le tout avec l'huile de colza et la sauce soja tamari.

Utilisez ce tartare comme une tapenade sur des tranches de pain au sésame ou des rondelles de concombre ou des pommes de terre vapeur.

SOUPE DE LÉGUMES AU WAKAMÉ

Pour 4 personnes
- 3 poireaux
- 3 carottes
- 1 pomme de terre
- 1 oignon
- 1 gousse d'ail
- 30 g de wakamé
- 1 cuil. à café de sel

Faites cuire les légumes découpés en morceaux dans 1 litre d'eau salée et à petit bouillon pendant 15 minutes. Rincez le wakamé sous l'eau courante, puis laissez-le tremper 3 minutes, égouttez-le, coupez-le en petits morceaux et ajoutez-le à la fin de la cuisson des légumes. Mixez le tout et servez chaud.

CARPACCIO DE SAUMON AUX ALGUES NORI

Pour 2 personnes
- 4 fines tranches de saumon cru
(coupées comme du saumon fumé) : 80 g
- 1 cuil. à soupe d'huile de colza

- le jus d'1/2 citron jaune
- 6 gros cornichons
- 100 g de roquette
- 1 feuille de nori
- 1 tige de citronnelle (facultatif)
- 1 pincée de paprika (facultatif)
- sel - poivre

Mélangez l'huile de colza au jus de citron et humectez les tranches de saumon avec ce mélange. Partagez la roquette dans deux assiettes et disposez par-dessus 2 tranches de saumon, avec, entre les deux, 1/2 feuille de nori à plat. Salez et poivrez, parsemez de citronnelle fraîche finement ciselée et d'une pointe de paprika, ajoutez les cornichons coupés dans le sens de la longueur. Servez frais.

ASPIC DE CREVETTES

Pour 4 personnes

- 16 crevettes cuites décortiquées
- 150 g de lentilles corail
- 12 tomates cerises jaunes et rouges
- 4 branches de basilic
- 1 sachet d'agar-agar (2 g)
- 2 cuil. à soupe vinaigre balsamique
- sel - poivre

Plongez les lentilles dans de l'eau bouillante salée pendant 20 minutes. Égouttez et laissez refroidir. Coupez les tomates en deux. Hachez les feuilles de basilic. Dans des verrines, répartissez les lentilles, le basilic, les tomates et les crevettes. Versez 30 cl d'eau et le vinaigre balsamique dans une casserole. Portez à ébullition, ajoutez l'agar-agar et faites bouillir 1/2 minute. Une fois qu'il a refroidi, versez le liquide tiède dans les verrines. Laissez refroidir et disposez au réfrigérateur pendant au moins 2 heures.

TABOULÉ AU QUINOA ET KONNYAKU

Pour 6 personnes
en accompagnement

- 200 g de quinoa
- le jus de 3 citrons
- 2 oignons doux
- 1 concombre
- 300 g de konnyaku (2 blocs)
- 4 tomates pas trop mûres
- 1 boîte de 100 g de maïs doux
- 1 bouquet de menthe fraîche
- 2 brins de persil
- 4 cuil. à soupe d'huile d'olive
- sel - poivre

Faites cuire le quinoa jusqu'à ce que les petites graines libèrent leur germe. Égouttez-le et disposez-le dans un plat à fond creux en humectant avec le jus des citrons, salez et poivrez. Ajoutez les tomates fermes, les oignons doux et le concombre taillés en petits dés, ainsi que le maïs.

Égouttez les blocs de konnyaku, rincez-les et découpez-les en dés. Faites-les bouillir 5 minutes dans une casserole. Égouttez. Mélangez les dés de konnyaku avec les légumes. Ciselez le bouquet de menthe fraîche et le persil, puis laissez-les macérer dans l'huile d'olive. Enfin, versez l'huile aux herbes dans un saladier, ajoutez le quinoa et les légumes et mélangez. Servez bien frais.

BRANDADE DE MORUE EN SALADE

Pour 2 personnes

- 3 grosses pommes de terre
(roseval ou belle-de-Fontenay)
- 250 g de morue dessalée

Pour la sauce :

- 1 jaune d'œuf
- 1 cuil. à café de wasabi ou de moutarde
- 4 cuil. à soupe d'huile de colza
- 2 gousses d'ail
- 50 g de cornichons ou de câpres
- 1 cuil. à café de wakamé
en paillettes ou d'aneth

Épluchez les pommes de terre et mettez-les à cuire dans de l'eau environ 25 minutes. Découpez la morue et mettez-la également à cuire dans une casserole d'eau non salée.

Préparez une sauce aïoli dans un bol : battez le jaune d'œuf et la moutarde, puis incorporez peu à peu l'huile de colza en remuant à la fourchette toujours dans le même sens. Intégrez les gousses d'ail pressées quand la mayonnaise est bien montée, puis les câpres ou les cornichons en rondelles et l'aneth, poivrez.

Dès que les pommes de terre et la morue sont cuites, taillez-les en lamelles et mélangez l'ensemble dans la sauce. Servir froid ou à température ambiante, après avoir rectifié l'assaisonnement avec un peu de sel si nécessaire.

RISOTTO AUX ASPERGES, MISO ET SAFRAN

Pour 3 personnes
en accompagnement

- 8 asperges vertes
- 150 g de riz arborio
- 150 g de gohan de konjac
- 2 cuil. à soupe d'huile d'olive
- 1 sachet de miso (pâte de tofu fermenté)
ou 1 bouillon kub®
- 2 dosettes de safran

- 2 brins de coriandre
- 30 g de parmesan râpé

Faites chauffer le sachet de miso ou le bouillon kub® dans un 1/3 de litre d'eau et ajoutez le safran. En même temps, faites rissoler dans une cocotte les asperges vertes découpées en morceaux de 2 cm de long avec l'huile d'olive. Quand les asperges ont blondi, intégrez le riz, mélangez pour qu'il s'imprègne d'huile et devienne translucide, puis versez le bouillon et laissez cuire 15 à 20 minutes jusqu'à ce que le riz devienne crémeux.

Éteignez le feu et incorporez le gohan préalablement ébouillanté et égoutté, la coriandre ciselée ainsi que le parmesan.

Mélangez et servez.

CHILI CON TOFU

Pour 3 personnes

- 250 g de tofu
- 250 g de purée de tomates
- 100 g de haricots rouges en boîte
- 1 oignon
- 2 cl de bouillon de volaille dégraissé
- 3 gousses d'ail
- 1 cuil. à soupe d'huile d'olive
- 2 cuil. à café de chili doux
- cumin - origan
- sel - poivre du moulin

Pelez l'oignon et l'ail et hachez-les. Faites-les revenir dans l'huile d'olive. Ajoutez le tofu coupé en dés et toutes les épices (chili, cumin, origan, sel et poivre). Laissez cuire 5 minutes. Mouillez avec le bouillon et incorporez la purée de tomates. Faites cuire 10 minutes, puis intégrez les haricots rouges. Laissez encore mijoter pendant 10 minutes. Servez bien chaud. Pour rendre la préparation plus épicée, vous pouvez ajouter quelques gouttes de Tabasco®.

QUICHE TRUITE-COURGETTES SANS PÂTE

Pour 6 personnes

- 4 tranches de truite fumée
- 100 g de fromage de chèvre frais
- 2 courgettes
- 10 cl de crème de soja cuisine ou de crème liquide
- 1/2 verre de jus de soja ou de lait demi-écrémé
- 3 œufs
- 1 cuil. à soupe de fécule de maïs
- 40 g d'emmental râpé
- sel - poivre du moulin

Préchauffez le four à 180 °C (th. 6). Râpez les courgettes sans les éplucher.

Dans un bol, mélangez la crème et le jus de soja avec la fécule de maïs. Ajoutez le fromage frais, les œufs battus, salez et poivrez.

Dans un plat allant au four, répartissez les courgettes et la truite fumée en morceaux. Versez dessus la préparation précédente et couvrez d'emmental. Enfournez pour 30 minutes. Servez chaud sur un lit de salade verte.

QUICHE FORESTIÈRE AU TOFU

Pour 6 personnes

Pour la pâte brisée :

- 200 g de farine
- 100 g de beurre
- 1 pincée de sel

Pour la garniture :

- 250 g de tofu
- 20 cl de jus de soja
- 3 œufs
- 200 g de champignons de Paris frais

- 1 oignon
- 1 bouquet de ciboulette
- 2 gousses d'ail
- 2 cuil. à soupe d'huile d'olive
- sel - poivre du moulin

Préparez la pâte brisée en malaxant bien tous les ingrédients. Formez une boule, filmez-la et laissez reposer 1 heure au frais. Préchauffez le four à 180 °C (th. 6).

Préparez la garniture : hachez l'oignon et l'ail, émincez les champignons. Faites-les cuire à feu doux avec 2 cuillérées à soupe d'huile d'olive. Étalez la pâte brisée, puis garnissez-en un plat à tarte. Faites-la cuire à blanc pendant 10 minutes. Mixez le tofu, ajoutez le jus de soja, la ciboulette ciselée, les œufs battus, du sel et du poivre. Incorporez les champignons assaisonnés. Versez sur le fond de tarte et enfournez pour 30 minutes. Servez chaud sur un lit de salade.

➔ KISHIMENS AU SAUMON, AUX AUBERGINES ET OLIVES NOIRES

Pour 1 personne

- 150 g de filet de saumon
- 150 g de kishimens de konjac
- 1 petite aubergine (140 g)
- 6 olives noires dénoyautées
- 2 cuil. à soupe de graines de sésame
- huile d'olive
- sel - poivre
- quelques graines de coriandre, fenouil, anis vert ou de baies roses

Préchauffez le four à 180 °C (th. 6). Déposez le filet de saumon dans du papier sulfurisé. Salez, poivrez, recouvrez d'un filet d'huile d'olive et des graines de sésame et d'épices. Ajoutez 40 g d'aubergine en petits cubes et les olives coupées en deux. Fermez la papillote et enfournez pour 15 minutes.

Coupez le reste d'aubergine en lamelles sur la longueur. Avec un pinceau, étalez un peu d'huile d'olive dessus. Salez, poivrez.

Dans un wok bien chaud, faites-les cuire 5 minutes de chaque côté. Égouttez les kishimens de konjac et rincez-les à l'eau claire. Faites-les bouillir 3 à 5 minutes dans de l'eau salée. Égouttez. Ouvrez la papillote et disposez les kishimens et les aubergines grillées dans une assiette. Mangez bien chaud.

KISHIMENS ET BLANQUETTE DE VEAU DE MIREILLE

Pour 2 personnes

- 300 g de kishimens de konjac
- 250 g d'escalope de veau
- 2 carottes
- 2 blancs de poireaux
- 1 petit oignon
- 1 brin de céleri
- 1 petite boîte de champignons de Paris en morceaux
- 1 gousse d'ail
- 1 pincée de thym
- 2 feuilles de laurier
- 1 cuil. à café de persil ciselé
- le jus d'1 citron
- 3 cuil. à soupe d'huile d'olive
- 3 cuil. à soupe de soja cuisine
- 1 jaune d'œuf
- 3 cuil. à soupe de vin blanc

Découpez le veau en petits dés, l'oignon et l'ail en fines lamelles et disposez l'ensemble dans l'huile chaude d'un wok sur le feu. Laissez revenir la viande jusqu'à ce que les morceaux soient un peu dorés. Ajoutez la boîte de champignons avec son jus, 1 demi-verre d'eau, le vin et les fines herbes. Coupez les carottes, le céleri et les blancs de poireaux en rondelles, ajoutez-les dans le wok, remuez et couvrez. Laissez mijoter à feu doux jusqu'à ce que l'eau s'évapore.

Égouttez les kishimens de konjac et rincez-les à l'eau claire. Faites-les bouillir 3 à 5 minutes dans de l'eau salée. Égouttez-les et maintenez-les au chaud.

Dans un bol, mélangez bien la crème de soja, le jaune d'œuf et le jus de citron. Versez ce mélange au dernier moment, remuez bien et servez chaud sur un lit de kishimens.

CALAMARS EN PERSILLADE ET KONNYAKU

Pour 2 personnes

- 2 calamars assez gros (400 g)
- le jus d'1 citron jaune
- 1 gousse d'ail
- 1 petit bouquet de persil
- 1 tomate assez mûre
- 150 g de konnyaku
- 2 cuil. à soupe d'huile d'olive
- 1 pincée de curcuma
- sel - poivre

Videz, nettoyez et rincez les calamars. Ôtez têtes et tentacules et découpez-les en fines rondelles. Mettez-les à cuire dans de l'eau salée environ 15 minutes.

Pendant ce temps, préparez la sauce. Rincez et ciselez le persil, pelez et hachez l'ail. Découpez la tomate en très fines rondelles et mettez-les à cuire dans un wok avec l'huile d'olive, ajoutez le persil et l'ail en fin de cuisson.

Hors du feu, versez le jus de citron, le curcuma et rectifiez l'assaisonnement en sel et poivre selon votre goût. Égouttez les rondelles de calamars et disposez-les dans un plat creux, puis recouvrez de la sauce bien chaude.

Égouttez le bloc de konnyaku, rincez-le et taillez-le en dés. Faites-les bouillir 5 minutes dans une casserole. Égouttez. Mélangez les dés de konnyaku avec les calamars. Servez immédiatement.

SHIRATAKIS AU PESTO

Pour 1 personne

- 150 g de shiratakis de konjac
- 5 feuilles de basilic
- 1/2 oignon
- 10 g de pignons de pin
- 20 g de parmesan râpé
- 1 cuil. à soupe d'huile d'olive
- 1/2 gousse d'ail
- sel - poivre du moulin

Hachez la gousse d'ail finement. Mixez le basilic, l'oignon, les pignons de pin et le parmesan et mélangez le tout à l'ail haché. Incorporez l'huile d'olive, salez et poivrez.

Égouttez les shiratakis dans une passoire. Rincez-les plusieurs fois sous l'eau du robinet. Plongez-les 3 minutes dans de l'eau bouillante salée. Égouttez et mélangez les shiratakis avec la sauce dans un plat creux préchauffé.

TOMATES FARCIES AU TOFU

Pour 4 personnes

- 8 tomates moyennes
- 200 g de tofu
- 40 g de champignons de Paris
- 30 g de pain
- 1 jaune d'œuf
- herbes de Provence
- sel - poivre de moulin

Coupez un chapeau sur le haut des tomates et évidez-les. Salez l'intérieur et retournez-les sur une grille pour les faire dégorger. Lavez et coupez les champignons en petits morceaux et faites-les étuver. Mettez à tremper le pain dans un peu d'eau et émiettez le tofu. Préchauffez le four à 180 °C (th. 6).

Dans un saladier, malaxez la chair des tomates, le tofu, les champignons, le pain, avec des herbes de Provence, du sel et du poivre. Liez avec le jaune d'œuf. Remplissez les tomates de cette farce. Refermez-les avec leur chapeau et déposez-les dans un plat allant au four. Mettez un peu d'eau dans le fond du plat et enfournez pour 35 minutes.

DESSERTS

FLANS À LA POMME VANILLÉE

Pour 2 personnes

- 1 grosse pomme
- 5 cl de soja cuisine ou de crème liquide
- 5 cl de jus de soja ou de lait demi-écrémé
- 30 g de sucre
- 1/2 sachet d'agar-agar (1 g)
- 1 gousse de vanille ou de l'extrait de vanille

Pelez et découpez la pomme en morceaux, placez-les dans une casserole et laissez cuire à feu doux, avec un couvercle, pour faire une compotée. Par ailleurs, faites chauffer le lait, la crème, le sucre avec la gousse de vanille fendue en deux. Une fois à ébullition, retirez du feu et laissez infuser 5 minutes. Remettez sur le feu et ajoutez l'agar-agar. Portez à petite ébullition 30 secondes en remuant avec un petit fouet. Retirez la gousse de vanille et répartissez immédiatement dans des ramequins dans lesquels vous aurez partagé les morceaux de pomme cuite.

Laissez refroidir complètement. Puis placez au réfrigérateur 6 heures. Dégustez frais.

CRÈMES GOURMANDES AU CHOCOLAT

Pour 4 personnes

- 1/2 l de lait demi-écrémé
- 40 g de poudre de cacao non sucré
- 1 sachet d'agar-agar (2 g)
- 20 g de chocolat noir
- 20 g de sucre

Faites chauffer le lait avec le cacao en poudre, le sucre et l'agar-agar. Portez à ébullition et laissez cuire 1 minute. Remplissez des verrines avec la préparation et laissez reposer au moins 3 heures au réfrigérateur. Réalisez des copeaux de chocolat noir à l'aide d'un économe et saupoudrez-en les verrines. Servez très frais.

GOHAN COCO-ANANAS-MANGUE

Pour 4 personnes

- 300 g de gohan de konjac
- 1 sachet d'agar-agar (2 g)
- 20 cl de lait de coco
- 30 cl de jus d'ananas
- 1 mangue

Égouttez le gohan de konjac et rincez-le à l'eau claire. Réchauffez-le 2 minutes dans de l'eau bouillante salée. Égouttez.

Versez le lait de coco et le jus d'ananas dans une casserole et ajoutez l'agar-agar en pluie. Remuez et portez à ébullition. Laissez cuire 1 minute. Mélangez la préparation avec le gohan.

Versez dans des moules rectangulaires individuels. Laissez refroidir puis mettez au frais au moins 2 heures. Au moment de servir, démoulez sur des assiettes et posez sur le dessus une fine tranche de mangue.

PANNA COTTA AUX FRAISES

Pour 4 personnes

- 50 cl de soja cuisine ou de crème liquide
- 6 cuil. à soupe de sucre
- 1 gousse de vanille
- 1 sachet d'agar-agar (2 g)
- 1 quinzaine de fraises

Versez le soja cuisine dans une casserole, ajoutez le sucre et la gousse de vanille fendue en deux et mettez sur feu doux. Laissez cuire quelques minutes, puis incorporez l'agar-agar et portez à ébullition. Dès les premiers bouillons, retirez la casserole du feu et enlevez la gousse de vanille. Versez la préparation dans des verrines et laissez reposer jusqu'au lendemain au réfrigérateur. Écrasez les fraises à la fourchette. Déposez le coulis de fraises au dernier moment sur les panna cotta. Servez frais.

CRISTALLINES D'ABRICOTS AU ROMARIN

Pour 4 personnes

- 8 abricots
- 2 cuil. à soupe
de groseilles (ou myrtilles) bien mûres
- 3 feuilles de menthe
- 2 branches de romarin
- 50 g de sucre blond
- 1 sachet d'agar-agar (2 g)

Pelez et coupez les abricots en dés. Dans une casserole, mettez 50 cl d'eau, la menthe et le romarin. Maintenez une petite ébullition pendant 5 minutes. Retirez du feu et laissez infuser à couvert encore 5 minutes.

Filtrez et ajoutez l'agar-agar et les abricots. Portez à ébullition, mélangez pendant 1 minute, puis versez dans les verrines. Ajoutez les groseilles. Laissez prendre au réfrigérateur au moins 2 heures.

CHEESECAKES

Pour 3 personnes

Pour la base biscuit :
- 6 biscuits type Petit-beurre
- 20 g de beurre

Pour la crème :
- 10 cl de soja cuisine
- 100 g de mascarpone
- 300 g d'ananas
- 2 cuil. à soupe de sucre
- 1/2 sachet d'agar-agar (1 g)

Pour la gelée :
- 3 cl de jus d'ananas
- 1 cuil. à soupe de sucre
- 1 sachet d'agar-agar (2 g)

Mixez les biscuits avec le beurre et tapissez le fond de trois ramequins de ce mélange. Mixez la chair d'ananas avec 2 glaçons et le sucre, faites chauffer la pulpe d'ananas, laissez bouillir, puis incorporez l'agar-agar et mélangez sans arrêter pendant 1 minute. Ôtez du feu. Fouettez la crème de soja, le mascarpone et la pulpe chaude d'ananas. Répartissez dans les ramequins sur les fonds biscuités.

Pour la gelée, portez à ébullition le jus d'ananas avec le sucre. Laissez réduire de moitié et ajoutez l'agar-agar en dehors du feu. Répartissez la gelée au-dessus de la crème.

Laissez refroidir et disposez au réfrigérateur 6 heures avant de consommer.

MOUSSES DE PATATES DOUCES AU COULIS DE THÉ VERT

Pour 4 personnes
- 300 g de patates douces
- 1 sachet d'agar-agar (2 g)
- 20 cl de jus de soja ou de lait demi-écrémé
- 2 cuil. à soupe de sucre brun

Pour le coulis :
- 1 cuil. à soupe de thé vert en poudre
- 150 g de tofu soyeux naturel
- 2 cuil. à soupe de miel
- 1 cuil. à café d'extrait liquide de vanille

Commencez par faire cuire les patates douces découpées en tranches au cuit-vapeur durant 10 minutes. Diluez l'agar-agar dans un peu d'eau tiède. Faites chauffer le jus de soja, ajoutez le sucre brun et l'agar-agar. Mixez les patates douces avec la préparation au jus de soja et répartissez le tout dans quatre ramequins. Mettez au réfrigérateur dès que la préparation a refroidi. Préparez le coulis : mélangez le thé vert au tofu soyeux. Incorporez le miel et la vanille, c'est prêt ! Servez les crèmes de patates douces démoulées et entourées de coulis.

La mousse de patates douces peut également être servie avec un coulis de fruits rouges.

Chapitre

VIII

RÉSULTATS ET TÉMOIGNAGES DE PATIENTS

Cette méthode, je l'ai élaborée, mais surtout je l'ai testée et partagée avec des patientes. Leur retour d'expérience, les résultats obtenus sur la silhouette et sur le bien-être mais aussi leurs astuces sont au menu ! Le partage est un point essentiel de la philosophie japonaise, à commencer par la diététique. Ne pas renoncer à qui l'on est vraiment, c'est aussi savoir se faire plaisir et savourer des repas festifs comme on aimait le faire auparavant, avec du fromage et du bon vin, mais avec modération !

Dans les témoignages suivants, vous constaterez d'abord l'enthousiasme d'avoir trouvé une solution simple, concrète, qui répond aux problèmes de la silhouette, du confort digestif, de la prévention santé et du capital jeunesse.

Vous noterez de la joie, à travers des témoignages sur la facilité des préparations et le plaisir de manger des plats savoureux, qu'il est possible de partager.

Le point le plus marquant, c'est que la méthode Tokyo-Paris est un succès sur tous les plans :

- minceur
- santé
- prévention anti-âge
- beauté
- confort digestif
- vitalité
- convivialité
- sérénité
- optimisation de la bonne humeur

MICHÈLE, 53 ANS

« Au début, ça n'a pas été facile de changer mon alimentation. Il faut dire que je n'aimais pas cuisiner ! Mais la grande découverte, c'est la simplicité des préparations à la japonaise, comme un jeu d'enfant. En 15 minutes, un délicieux repas est réalisé dans un wok. Et quelle découverte, ces shiratakis ! Moi qui étais une inconditionnelle des pâtes, j'ai trouvé là une formidable ressource pour me régaler et manger à satiété. Le plus étonnant est que mon mari m'en redemande ! Ce qui me plaît le plus, c'est que la méthode est globale et qu'elle entraîne un cercle vertueux. Je ne faisais pas de sport mais, après avoir perdu 5 kilos, j'ai eu envie de m'y mettre ! Je fais régulièrement de la marche nordique, ce qui me permet de faire des balades dans la nature. Je suis fière de tenir le cap, car j'ai stabilisé mon poids en adoptant radicalement dans ma vie de tous les jours les habitudes de la méthode japonaise. »

DENISE, 42 ANS

« J'ai perdu 12 kilos, je me sens en pleine forme et, surtout, j'ai pu me stabiliser.

J'avais fait tous les régimes de la planète depuis mes 18 ans, chaque fois pour perdre une dizaine de kilos et, au fur et à mesure des années, non seulement j'avais de plus en plus de mal à perdre des kilos, mais en plus j'en héritais de quelques autres.

Ma nutritionniste a enclenché une véritable révolution dans mon alimentation et dans ma façon de penser. Je ne craque plus l'après-midi, parce que j'ai le ventre plein après mes repas, et surtout la grande satisfaction de voir mon poids descendre, ma vitalité s'accroître et je peux me faire plaisir.

La mise en place de mon programme alimentaire s'est faite de manière progressive. Je sentais que je ne supportais plus les produits laitiers et je n'avais jamais songé à les remplacer par du soja. Maintenant, j'ai un ventre plat et plus aucune gêne de transit.

Les produits à base de konjac sont définitivement entrés dans ma cuisine. Leur facilité d'utilisation et les mille possibilités de les cuisiner m'ont séduite. »

ANDRÉA, 28 ANS

« Je suis intolérante au gluten et j'ai consulté le Dr Sophie Ortega parce que je voulais diversifier mon alimentation qui était devenue terne et morose. Les produits à base de konjac ont mis de la gaieté dans mes menus. Quelle sérénité de pouvoir manger en se faisant plaisir ! En plus de me convenir sur le plan digestif, le modèle inspiré de la méthode japonaise me permet de faire de la prévention anti-âge. Je ne me suis jamais sentie aussi bien dans ma vie à tous points de vue. »

KAREN, 35 ANS

« Après trois régimes hyperprotéinés en trois ans, je désespérais de trouver une solution longue durée. Pour moi, régime rimait avec austérité et privations. Cette idée négative a volé en éclats avec l'application de la méthode japonaise. D'abord, par sa souplesse, parce que la bonne surprise a été quand le docteur m'a conseillé de manger plus ! J'étais dans la restriction alimentaire pour essayer de conserver un poids que je considérais trop important. Mes régimes avaient fini par entraîner chez moi des troubles du comportement alimentaire. Je me privais aux repas, tous les jours, pour craquer systématiquement le soir après le travail. Mon alimentation est devenue détendue et conviviale. Le docteur m'a d'emblée proposé une application du régime de croisière. Je n'en croyais pas mes oreilles : manger plus et mincir belle, sans fatigue, sans carences ! En plus, j'avais perdu beaucoup de cheveux, ma peau était sèche et sans éclat. Les apports alimentaires avec les poissons, les algues, le soja ont tôt fait de rectifier mes carences induites par les restrictions des trois dernières années.

J'ai compris que cette méthode était la bonne pour moi, parce qu'elle serait pérenne. Il est facile de conserver une alimentation qui vous rend heureuse et qui satisfait la santé, la beauté et la convivialité. »

BERTRAND, 39 ANS

« Je suis un adepte des régimes, je les ai tous essayés pour perdre mes éternels 7 kilos de trop. La méthode proposée par le Dr Sophie Ortega est la seule qui a éveillé ma curiosité et qui a attiré mes amis. Tous les régimes que j'ai faits les ont littéralement déprimés. Cette méthode est efficace, et surtout elle est compatible avec une vie normale en société. Lorsque je reçois des amis, je remplace les apéritifs au vin par du thé vert matcha, les plats géants de pâtes à la carbonara par des bobuns aux shiratakis de konjac. C'est le seul régime "raffiné" que je connaisse, qui combine les conseils diététiques et l'art de vivre. ”

“ CATHERINE, 51 ANS

Je voulais équilibrer mon alimentation dans le cadre d'une prévention santé.
À la ménopause, on a découvert que j'avais un peu de cholestérol dans le sang. Je ne voulais pas prendre de médicaments parce que je craignais de devoir le faire pour le restant de ma vie. Je suis une bonne vivante, avec, comme on dit, un bon coup de fourchette. Ce qui m'a séduite avec cette méthode, c'est que je n'avais jamais de sensation de faim, ni de frustration. D'abord, j'ai perdu 6 kilos et ma tension artérielle a baissé. Puis, avec le régime de croisière, je peux toujours faire la fête quand l'occasion m'en est donnée et « sortir » pour un jour ou même un week-end du chemin, sans conséquence pour mon poids. Mon bon cholestérol a augmenté de façon spectaculaire et le mauvais cholestérol a diminué, si bien que je ne suis pas obligée de prendre de médicaments. Merci au Dr Ortega pour son soutien pendant l'apprentissage et la mise au point de ma nouvelle alimentation. ”

AMANDINE, 36 ANS

“ Sophie Ortega m'a fait découvrir sa méthode au printemps 2013. Elle savait que j'aimais les cuisines du monde. Je l'ai adoptée par plaisir sans même avoir un objectif de perte de poids en tête. Le plus intéressant à découvrir est la notion de densité calorique. Depuis que je suis adolescente, je compte les calories, lorsque j'ai compris que l'essentiel était plutôt dans le volume apporté par les aliments et la qualité des micronutriments, cela a modifié mes envies alimentaires. Aujourd'hui, j'applique au quotidien le principe de densité calorique, et pour cela les produits à base de konjac sont d'une grande aide. J'ai minci, mais surtout je ne me sens plus « bouffie » après les repas, et ma peau est plus belle. ”

MIREILLE, 69 ANS

“ Je suis une grand-mère gâteau. J'adore faire la cuisine et je reçois mes petits-enfants régulièrement avec des recettes transmises de génération en génération. Quand j'ai décidé de maigrir, je ne voulais pas renoncer à cuisiner, ni au plaisir de préparer de bons petits plats pour mes proches. J'ai grandement apprécié la méthode japonaise du Dr Sophie Ortega. J'ai adapté mes recettes avec du gohan, des shiratakis et des kishimens. J'avais une foule d'idées pour construire des repas avec les légumes que j'aime tant. Le repas du soir est pleinement satisfaisant avec moins de viande (ou même pas de viande) mais des féculents. Du coup, je suis devenue une grand-mère « branchée », au courant des tendances les plus exotiques ! Quelle bonne surprise de comprendre que prendre son temps avec les autres, jouer, visiter, écouter, parler peut mettre dans les bonnes conditions pour maigrir... C'est tout ce que j'aime faire avec mes petits-enfants : leur transmettre un peu plus de confiance et de sagesse. Et la recette de blanquette de veau revue à la japonaise, c'est la mienne ! ”

MARIE, 29 ANS

“ J'ai toujours 2 kilos à perdre, comme beaucoup de femmes. Je n'ai pas suivi la totalité de la « méthode ». Ce qui m'a intéressée et aidée, ce sont les grandes astuces : boire beaucoup de thé vert (avec de l'agar-agar, quand on a faim), utiliser des shiratakis de konjac pour gérer les écarts, et arrêter de manger quand je n'ai plus faim et... me détendre ! C'est un excellent moyen, très simple, pour perdre un peu de poids, mais surtout pour ne pas en prendre ! ”

ANNE, 41 ANS

“ Marre, marre et re-marre de me priver de tout, des sorties, des dîners, des repas de famille, pour garder la ligne ! C'est dans ce contexte que j'ai voulu consulter le Dr Sophie Ortega, pour équilibrer mon alimentation et sortir des régimes restrictifs.
Je n'avais aucune idée de ce qu'elle pourrait faire pour moi, et penser qu'il suffirait d'introduire du konjac dans mes légumes m'a d'abord semblé une aberration de plus, alors que je rêvais de manger des pâtes ! En fait, les produits du konjac sont bluffants ! Ils vous donnent l'impression de manger des spaghettis, du riz ou des tagliatelles, alors que c'est le coup de pouce naturel, non seulement sans danger, mais bon pour la santé.

Bien sûr, il faut apprendre à réorganiser sa façon de cuisiner, mais c'est tellement simple, une fois qu'on s'y met, c'est comme un jeu. Rajeunir, maintenir en bonne santé mes os, mes muscles, ma peau, avec plaisir ! J'en veux tous les jours.

J'ai une tante obèse qui a tout essayé sur le plan des régimes. Elle maigrit mais craque après chaque régime et reprend plus qu'elle n'a perdu, parce que son alimentation alterne entre régime et désorganisation totale de sa nourriture. Elle était sur le point de faire une chirurgie de l'estomac, et je lui ai recommandé d'essayer la méthode japonaise, même en commençant par la phase de croisière. C'est formidable, ça marche pour elle, car elle peut consommer de gros volumes et que ses frustrations se sont apaisées.

C'est vraiment génial et ça me donne envie de voyager au Japon ! »

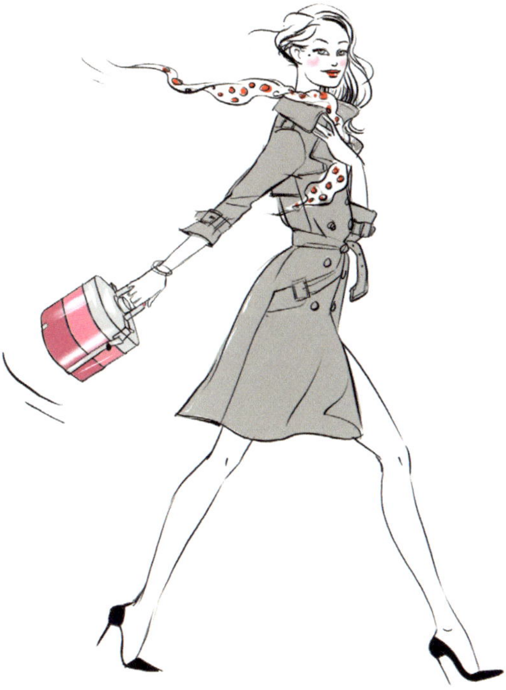

PARTIE 3

TOKYO-PARIS ATTITUDE : MES PLUS POUR VIVRE MIEUX

Chapitre

IX

La silhouette Tokyo-Paris : BOUGER À LA JAPONAISE

Si faire du sport, pour vous, c'est vous épuiser sur un elliptique pendant 40 minutes trois fois par semaine, alors ce chapitre est fait pour vous ! Les Japonaises ont une façon de bouger radicalement différente de la nôtre : douce et sans agressivité, avec sagesse et respect de leur corps. Elles bougent pour mieux respirer, pour entretenir les muscles en profondeur. Le résultat est visible sur la silhouette, sur la santé et sur le moral. Je vous propose un nouveau type d'activité physique en phase avec la philosophie japonaise : des exercices simples de respiration, de relaxation, de raffermissement et de tonification. Ils vous permettront de mieux apprécier vos progrès et de gérer les écarts alimentaires.

LES JAPONAIS SONT EN PERPÉTUEL MOUVEMENT TOUTE LA JOURNÉE

Ce n'est pas pour rien qu'ils gardent la même excellente condition physique jusqu'à 100 ans. Le mouvement fait partie de leur vie, de leur quotidien. Ce n'est pas tant par le sport, mais parce que bouger fait partie de leur vie. La combinaison gagnante pour rester mince et jeune est donc une façon de manger et d'intégrer la marche, la montée des escaliers, le vélo, pour se déplacer, pour aller travailler... Le week-end, le hobby favori est le jardinage. Pour les Japonais, les activités de plein air sont toujours à l'ordre du jour, s'il pleut, il suffit de prendre un parapluie. De plus, randonner le week-end entre amis ou en famille permet de renforcer les liens sociaux et de se détendre.

Il est si plaisant de faire du sport pour ceux qui aiment et qui ont du temps pour satisfaire ce hobby. Quand il s'agit de joindre l'utile à l'agréable, tout devient plus évident. Soyez écolo, envisagez de prendre les transports en commun pour vous rendre au travail, cela vous obligera à marcher plus, et encore mieux si vous prenez le vélo !

Le stress, l'anxiété, la pollution, les Japonais connaissent aussi. Brasser de l'air, se dépêcher ne sert à rien et augmente l'angoisse. En revanche, il est bien connu que le sport calme, est bénéfique pour la tension artérielle, lutte contre le diabète et l'obésité et améliore le moral.

Outre la marche ou le vélo, le tai-chi, les arts martiaux, en général, le karaté, la danse traditionnelle et le jardinage sont les piliers de leurs activités de loisirs.

- **L'activité physique** permet de lutter contre le surpoids, par une dépense calorique et par l'augmentation de la masse musculaire, donc des capacités à dépenser et réduire la masse grasse. Elle stimule la production de l'hormone de croissance qui maintient les os, les muscles et le métabolisme actifs, donc la vitalité et la jeunesse. Elle optimise la bonne humeur et le sommeil par la sécrétion de neuromédiateurs qu'elle entraîne (sérotonine, endorphines).

- **Marcher** est l'activité la plus simple qui soit et la plus accessible. L'idéal serait de marcher deux fois 30 minutes par jour. C'est bon pour la ligne, pour le moral, pour lutter contre le cholestérol, le diabète et l'hypertension artérielle et cela résout bon nombre de maux de dos liés à la sédentarité.

- **Le tai-chi** est une gymnastique belle comme une danse et très zen pour le mental. Cette discipline peut être apprise à tout âge et ne nécessite pas de condition physique particulière, ni musculature. Elle renforce la maîtrise de soi, la souplesse du corps, et favorise le lâcher-prise sur les tracas.

- **Le karaté**, qui est l'art de se battre et de se défendre les mains vides, est un art martial appris volontiers dès l'enfance, par les garçons comme par les filles.

ET CHEZ NOUS, QU'EST-CE QU'ON PEUT FAIRE ?

Renouer avec la nature parce que la France offre une belle diversité de paysages : campagne, montagne, mer... De la simple balade, les pieds dans l'eau, dans le sable, sur un vélo à la campagne, jusqu'aux randonnées plus sportives avec un peu d'escalade, on peut découvrir la faune et la flore, à deux pas de chez soi. Effet relaxant garanti.

ON APPREND À RESPIRER

Vous savez déjà, me direz-vous... En êtes-vous sûre ? Vous savez certainement respirer mais vous ne savez pas contrôler votre respiration.

Le rythme de votre respiration varie selon votre activité, votre stress. En situation de détente, la respiration normale se fait à un rythme régulier et maintient l'équilibre entre l'entrée d'oxygène et la sortie de gaz carbonique. En situation de stress, la respiration tend à devenir plus rapide et saccadée : le corps se prépare à faire face à un "danger" et il emmagasine de l'oxygène pour fournir au cœur et aux muscles la quantité nécessaire à la fuite ou à la défense.

À la différence de votre rythme cardiaque, vous pouvez en partie contrôler votre rythme respiratoire. Si vous vous concentrez sur votre respiration, vous allez communiquer à votre inconscient et à votre corps l'idée que vous maîtrisez la situation. Cela va contribuer à vous détendre.

× UN EXERCICE SIMPLE POUR APPRENDRE À CONTRÔLER SA RESPIRATION

Il y a deux manières simples de pratiquer une respiration consciente dans le but de nous détendre :

- **Fractionner la respiration par paliers** (inspirer, bloquer quelques instants, puis expirer, etc.).

- **Ralentir la respiration en respirant de manière complètement abdominale** (inspiration au maximum, expiration en vidant à fond les poumons et en rentrant le ventre sur la fin d'expiration).

X APPRENEZ LA RESPIRATION ABDOMINALE

La tendance naturelle est de respirer avec le haut de la poitrine : on épanouit la cage thoracique et on remonte les épaules. Ceci a pour effet de remonter le diaphragme vers le haut.
La respiration abdominale, au contraire, consiste à gonfler le ventre au lieu de gonfler la poitrine. On "pousse" l'inspiration vers le bas. Ceci a pour effet de faire descendre votre diaphragme.

En poussant le diaphragme vers le bas, on augmente sensiblement le volume de la cage thoracique : on inspire plus d'air, on s'oxygène mieux et avec moins d'efforts, on utilise une plus grande partie de nos poumons. La respiration abdominale favorise une décontraction des muscles abdominaux et entraîne une sensation générale de détente. La respiration abdominale constitue un travail des abdominaux au même titre que des exercices de gym. Autre avantage : on relâche les épaules, qui ont tendance à se crisper naturellement en situation de stress.

Exercice de respiration abdominale

1- Posez une main sur votre poitrine et une autre sur votre ventre,

2- Essayez d'inspirer par le nez en gonflant votre ventre sans trop bouger les muscles de la poitrine,

3- Inspirez lentement en vous disant dans votre tête « je-resssspire »,

4- Ralentissez le rythme de votre respiration,

5- Expirez lentement par la bouche, lèvres entrouvertes,

6- Recommencez lentement.

EN PRATIQUE

X Au réveil, je relance mon énergie en douceur

- Debout, pieds écartés de la largeur des hanches, bien ancrés dans le sol, épaules abaissées souples. La tête parfaitement de face, penchée en avant, puis sur l'épaule droite (sans relever l'épaule), puis en arrière, puis sur l'épaule gauche. Réitérer 2 fois ce mouvement, puis 2 fois dans le sens inverse.

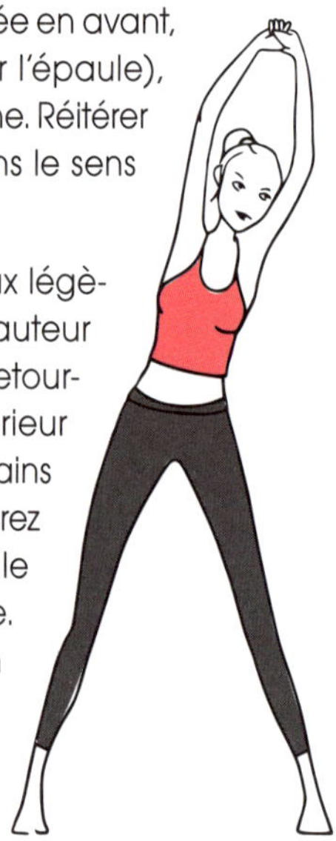

- Debout, pieds plus écartés, genoux légèrement fléchis, pliez les coudes à hauteur de la poitrine et croisez les doigts, retournez les paumes de mains vers l'extérieur en détendant les bras et montez les mains ainsi croisées au-dessus de la tête. Inspirez et soufflez en penchant le buste sur le côté droit et tendez la jambe gauche. Revenez au milieu, inspirez, soufflez en penchant sur le côté gauche et tendez la jambe droite. À faire 3 fois de chaque côté.

- Allongée sur le dos sur un tapis, bras en croix, posez vos deux jambes fléchies sur le côté droit et tournez la tête à gauche, tout en gardant les lombaires bien plaquées au sol. Soufflez, recommencez de l'autre côté (les deux jambes fléchies sur le côté gauche) et tournez la tête à droite. Soufflez. Recommencez 2 fois pour chaque côté.

X Je me douche à l'eau tiède, et termine de me rincer avec un coup d'eau fraîche

X Je vais au travail en marchant ou à vélo

✕ La journée, je me tiens droite

- Se tenir droite, c'est une question d'allure mais surtout de santé. En vous maintenant droite, vous entretenez votre dos et vous respirez mieux.

- Pour aller au bureau, choisissez un sac à main que vous pouvez porter à l'épaule et changez régulièrement d'épaule. Le porté à la main et le porté à mi-bras ne sont pas conseillés. En effet, en tenant votre sac à main trop loin du buste, votre cou tend naturellement vers l'autre épaule pour équilibrer la pression, courbant ainsi la colonne et compressant les vertèbres, ce qui, à la longue, peut entraîner des douleurs dans le cou et une inflammation musculaire. Pensez aussi à alléger un peu votre sac. Pensez à l'essentiel, juste l'essentiel...

- Au bureau, surveillez votre tête : lorsque vous avancez votre tête d'un centimètre (en particulier devant votre ordinateur) par rapport à votre cou, vous augmentez son poids et donc les tensions au niveau du cou.

✕ Au bureau, je me stimule, le matin et l'après-midi

- Debout, adossée à un mur, fléchissez les jambes comme pour vous asseoir, serrez les muscles fessiers. Tenez 1 minute.

- Assise sur une chaise, les bras accoudés sur le bureau, le dos bien droit, soulevez les pieds, genoux fléchis, durant 1 minute.

- Fortifiez vos chevilles en dessinant l'alphabet du bout du pied, de chaque côté.

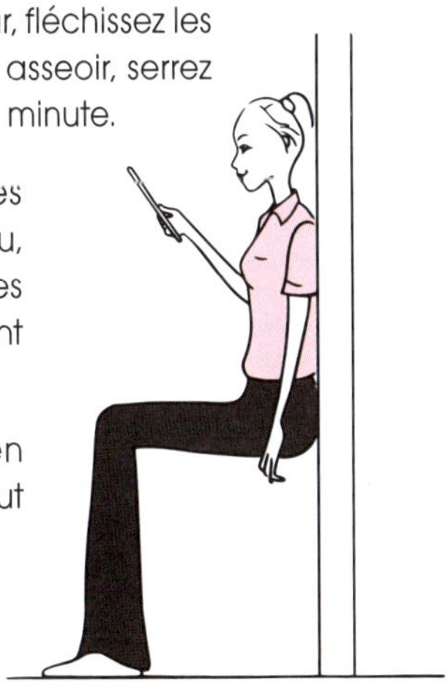

✗ Je rentre du bureau en marchant ou à vélo

✗ J'apprends la Ki respiration

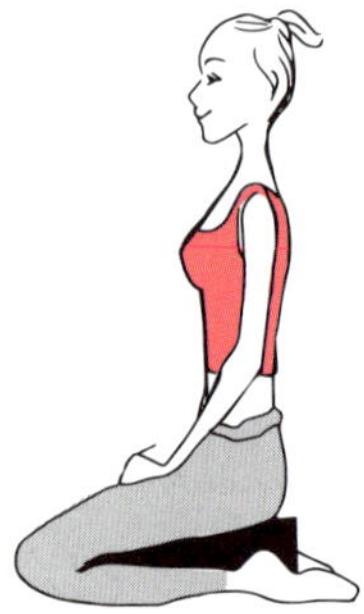

Ki est l'énergie vitale. C'est une énergie innée, fondamentale, qui nous donne vie, mais la plupart d'entre nous n'en ont qu'une bien mince compréhension. L'exercice de Ki respiration vous permet de mieux prendre conscience de cette énergie. Cet exercice se fait en position seiza (assis sur les talons), le dos droit.

- En inspirant profondément par le nez avec le son su (prononcez « sou »), il faut s'imaginer qu'en se chargeant d'oxygène, le corps se charge de toutes les bonnes choses de la vie.
- Puis, en expirant profondément par la bouche avec le son ha, il faut s'imaginer qu'en recrachant du gaz carbonique, le corps se débarrasse de toutes les mauvaises choses de la vie (tension, stress...).

La Ki respiration est un exercice de nettoyage physique et spirituel. Faites cet exercice 10 minutes par jour.

✗ Je pratique la Ki méditation

Cet exercice se fait en position seiza (assis sur les talons), le dos droit.

- Il faut visualiser un cercle devant soi et, tout en inspirant par le nez, imaginer que ce cercle grandit à l'infini,
- Puis, en expirant par la bouche, imaginer que ledit cercle rétrécit à l'infini.
- Passer de l'infiniment grand à l'infiniment petit permet d'occuper l'esprit avec un exercice difficile afin que celui-ci reste concentré. C'est une façon de se débarrasser de toute pensée extérieure et d'accéder à un état de détente.

✕ Le soir, je sors, je m'amuse

- Je m'inscris à un cours où je vais passer un super moment de détente, voire rire.
- J'apprends le tango, la valse, la salsa, le flamenco, les claquettes.
- Je fais de l'aquabiking, de l'aquagym, de la gym suédoise ou du Pilates.
- Je vais faire du ping-pong ou du badminton.

✕ Le week-end

- Je vais à un rendez-vous de marcheurs pour un safari-photo ou une randonnée de marche nordique. À moins d'avoir déjà un hobby !
- Pour bien marcher, laissez les bras libres se balancer de chaque côté du corps. Si vous avez besoin d'un sac, choisissez plutôt un petit sac à dos. Veillez à ce que votre talon se pose en premier à chaque pas, puis poussez avec vos orteils pour entraîner le pas suivant. Marchez dos et tête bien droits, pour garder un port altier, regardez droit devant vous. Respirez amplement.
- La marche nordique, conçue par des skieurs scandinaves, requiert des bâtons comme ceux utilisés pour le ski. L'avantage de cette marche est de se servir des bras, ce qui permet d'accélérer la cadence et de doubler la dépense énergétique sans danger puisque le positionnement du corps reste toujours parfait. L'apprentissage est simple, il faut seulement maîtriser la synchronisation des mouvements des jambes avec les bras : avancez le bras gauche en même temps que la jambe droite.

JE FAIS MA GYM À LA MAISON

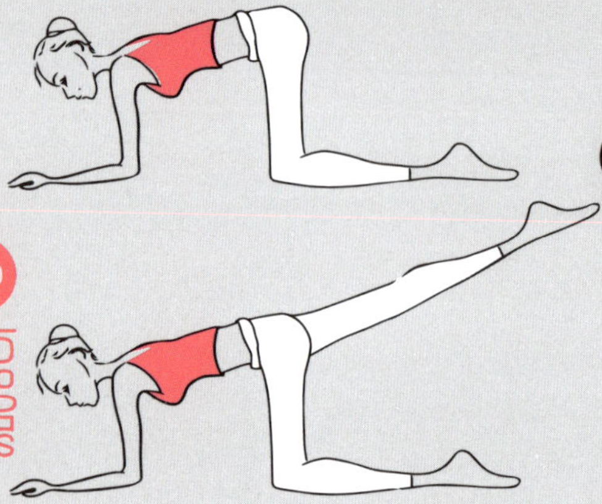

1

X Travail des fessiers

Mettez-vous à genoux au sol, en appui sur les avant-bras écartés de la largeur des épaules. Inspirez et tendez la jambe droite, pied en pointe. Expirez et revenez dans la position de départ. Alternez avec l'autre jambe en faisant 10 fois le mouvement de chaque côté.

2

X Travail des abducteurs

Allongez-vous sur un tapis sur le côté gauche, tête posée sur votre bras gauche, jambes tendues à 90 degrés.
Inspirez et levez votre jambe droite tendue vers le haut, pied fléchi. Expirez sur le mouvement. Revenez à la position de départ en inspirant et recommencez 10 fois. Puis changez de côté.

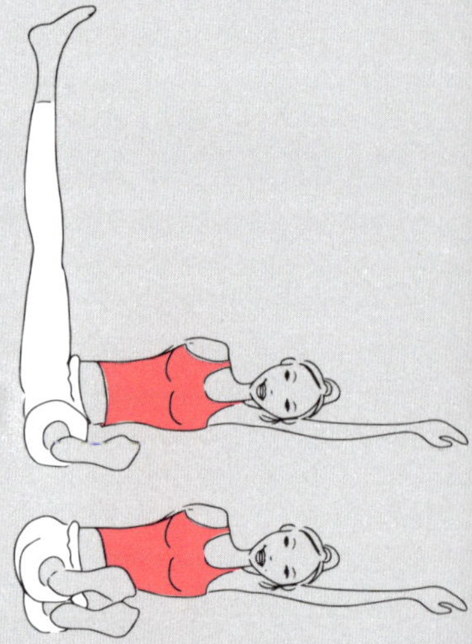

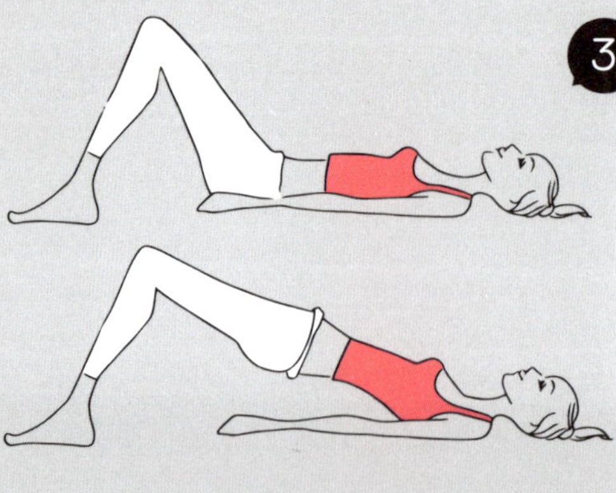

3

X Pour avoir des fesses fermes et musclées

Allongez-vous sur le dos, sur un tapis, jambes fléchies, pieds au sol écartés de la largeur du bassin, bras le long du corps.
Levez le bassin en contractant les fessiers le plus intensément possible en gardant le dos bien droit. Lorsque les cuisses sont dans le prolongement du dos, redescendez.

Fortifier les abdos

4

Allongée sur le dos, sur un tapis, jambes et bras tendus, le visage parallèle au plafond, relevez les épaules comme pour toucher la pointe de vos pieds. Le dos reste bien droit, reposez, inspirez et recommencez en expirant, 10 fois.

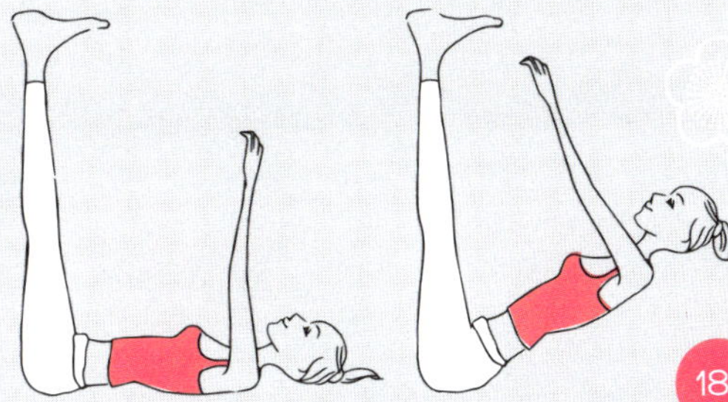

5

Assise sur un tapis, une balle entre les mains, dos bien droit, alternez en posant la balle à gauche puis à droite. À faire 20 fois pour muscler les obliques.

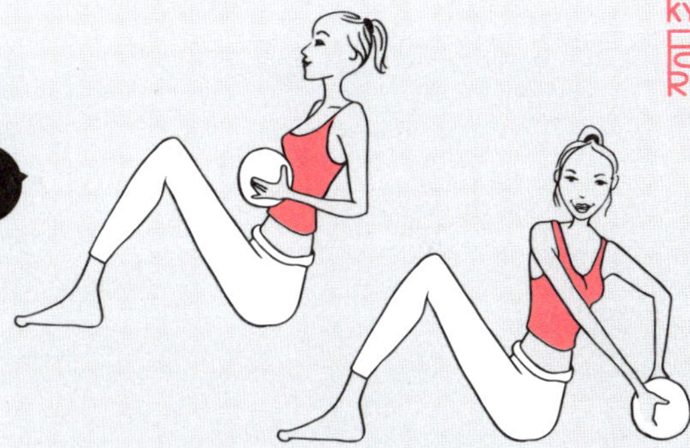

6

Allongez-vous sur le dos, sur un tapis, levez les jambes bien tendues en gardant les lombaires plaquées au sol. Reposez lentement, toujours en maîtrisant la posture du dos et de la tête qui doit rester au sol. Recommencez 10 fois.

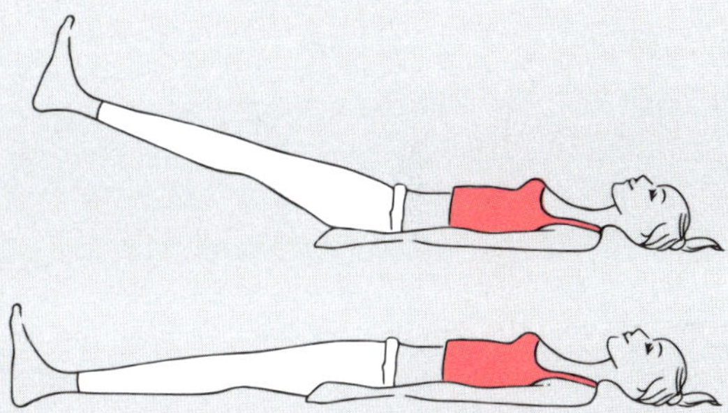

7

C'est un exercice de gainage. Vous êtes en appui sur les avant-bras écartés de la largeur des épaules et la pointe des pieds serrés. Votre tête est le plus en avant possible, de façon à ce que les coudes soient au niveau de la poitrine, le dos est droit, les fesses relevées, les omoplates serrées. Essayez de rester ainsi 1 minute.

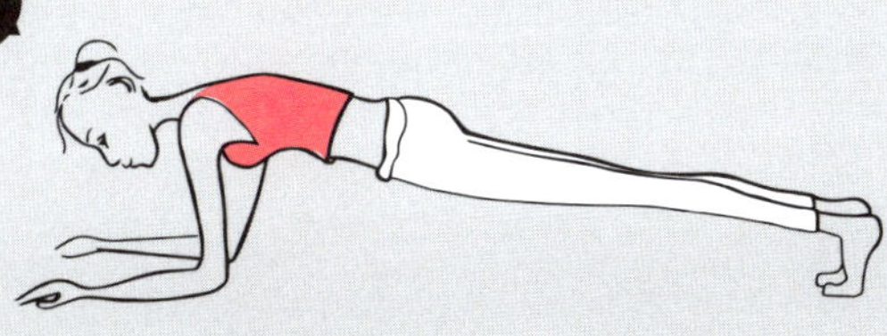

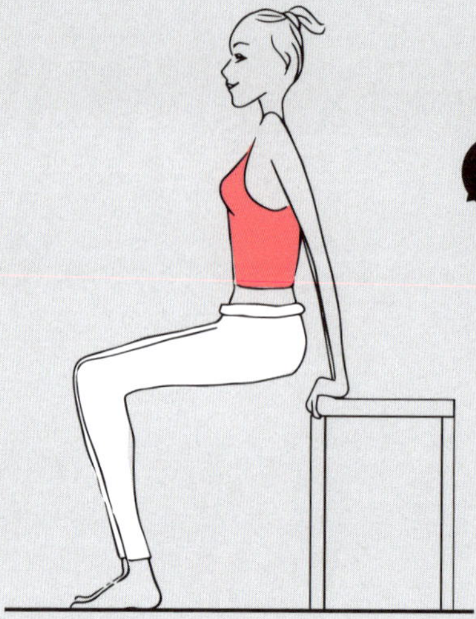

8

X Des triceps sans haltères

Placez-vous de dos par rapport à un banc ou au rebord de la baignoire, en appui sur les deux mains, les pieds serrés, genoux fléchis et les bras tendus. Gardez le dos bien droit, serrez les omoplates et les muscles abdominaux. Fléchissez les coudes et les genoux de façon à abaisser le bassin sans vous asseoir par terre. Remontez lentement par l'effort des bras qui se tendent. Faites une série de 10 pompes pour les triceps.

X Je me ménage

Il n'est pas utile de peiner, de s'essouffler, de souffrir pour être efficace. L'idée est plus de se détendre et de trouver du plaisir que de faire du sport de compétition.

N'oubliez pas qu'avant tout effort, il faut échauffer ses muscles pour éviter tendinites, claquages, élongations, entorses... De même, après l'effort, je prends le temps de m'étirer doucement et lentement pour favoriser la récupération musculaire.

Pensez à boire pour garder la souplesse des muscles et des tendons, et choisissez des eaux alcalines, riches en magnésium pour prévenir les crampes et courbatures.

9

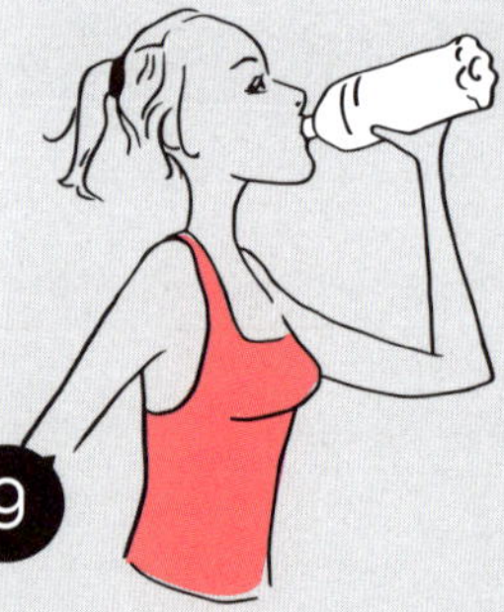

X Je m'étire après l'effort

Allongée sur le dos sur un tapis, pliez vos genoux sur la poitrine et enserrez-les avec vos mains pour forcer la détente du bas du dos. Soufflez.

10

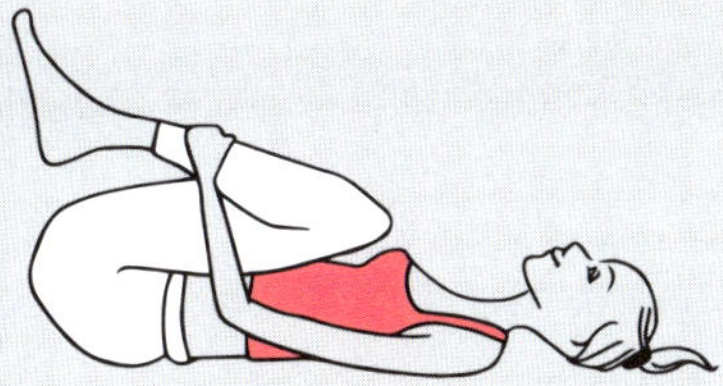

Debout, la main droite en appui sur une table ou une chaise, pliez le genou gauche et amenez doucement le talon contre la fesse gauche avec la main gauche sur le pied. Restez 1 minute et changez de côté.

11

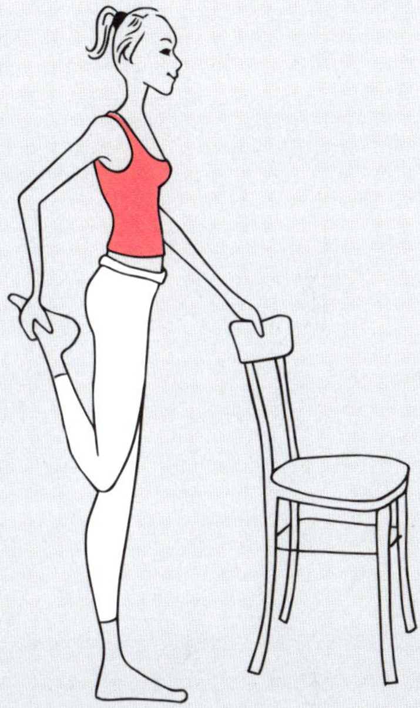

Assise sur un tapis, dos droit, jambes tendues, pliez le genou gauche en le ramenant sur la poitrine avec la main droite. Gardez appui au sol avec votre main gauche et passez le pied gauche à l'extérieur de la cuisse droite. Gardez le dos bien droit et tournez la tête vers la gauche pour accentuer l'étirement des muscles fessiers, durant 1 minute. Puis changez de côté.

12

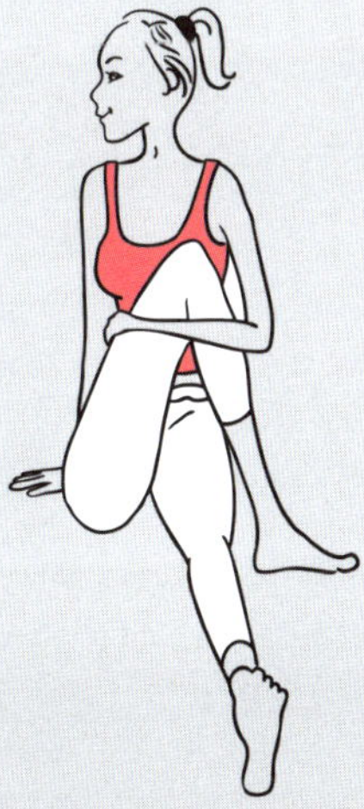

Chapitre

X

Savoir vivre la vie en beauté, PRENDRE LE TEMPS

Vous vous sentez stressée et rigide ? Incapable de lâcher prise ? Apprendre à prendre de la hauteur, de la distance, mettre du vide autour de vous, vous attacher à l'essentiel, c'est votre rêve ?

Voici mes ultimes conseils pour vous aider à vous assouplir, dans tous les sens du terme.

Vous l'avez bien compris, les Japonais ne mangent pas à outrance, les fêtes ne sont pas des prétextes pour faire des excès. En revanche, la nourriture a une importance capitale, tout comme dans la culture française. La présentation, la qualité des préparations et l'esthétique des plats ont une très grande importance, plus que l'abondance des mets.

Le plaisir de choisir au marché ses légumes et tous ses produits alimentaires, de cuisiner est quotidien et vécu comme un temps pour soi et une façon de prendre soin de soi et de ses proches. Les courses et la cuisine ne sont pas considérées comme une perte de temps mais comme des fonctions à la fois indispensables et culturelles.

Chez les Japonais, la préparation du bento pour le déjeuner du lendemain est intégrée à l'emploi du temps. Si l'on n'a pas la possibilité de manger sur son lieu de travail, les restaurants offrent alors une cuisine, comme à la maison, goûteuse, équilibrée et saine, pour peu cher.

Personne, au Japon, ne pense à « faire régime » pour garder la ligne ou perdre du poids, c'est tout simplement le respect des habitudes culturelles qui prime.

Rappelez-vous que l'alimentation à la japonaise est sobre et spontanément de faible densité calorique, riche en substances antioxydantes (vitamines A, C, E, magnésium, zinc et sélénium), ce qui permet aux cellules d'épurer les radicaux libres. Outre la préservation du fonctionnement cellulaire, cette diététique offre une stabilisation pondérale et un accroissement de la durée de vie, en bonne santé. Parce que, par la diminution calorique, on obtient deux effets : la réduction du surpoids et la réduction de l'usure oxydative. Ceci permet d'économiser notre « machine » métabolique.

Le moment du repas est perçu comme un plaisir, un moment de détente.

POUR APPRENDRE À PRENDRE LE TEMPS

× FRÉQUENTER LES JARDINS JAPONAIS

Souplesse et harmonie du corps et de l'esprit, ainsi pourrait se résumer le savoir-vivre japonais. Empreint de religion (le shintoïsme, le bouddhisme) et de culture, le mode de vie nippon va à la rencontre de l'équilibre intérieur et de la nature. Tout comme manger, prendre soin de soi par les gestes du quotidien, favoriser l'aide intergénérationnelle et participer à des actions civiques font partie intégrante de la culture nippone au même titre que la politesse et l'activité physique. Ainsi, le dimanche, ils ont plaisir à s'occuper de leur jardin ou bien à aller se promener dans un parc. Le rapport avec la nature permet un recentrage de soi bénéfique pour lutter contre le stress.

× SAVOIR APPRÉCIER LES JARDINS JAPONAIS

Lors de votre visite, recherchez et appréciez les différents éléments constitutifs du jardin japonais. Le jardin est souvent organisé autour d'un bâtiment (comme une résidence ou un temple), depuis lequel il est destiné à être vu. On retrouve ensuite les éléments suivants dans de nombreux jardins :

- **Des rochers :** ils sont choisis pour leur forme, leur taille, leur couleur et leur texture. Ils ne sont jamais banals.

- **De l'eau :** mares, rivières, chutes ; dans le cas d'un lac central, on y trouve souvent une île, et un pont ou des pierres de gué menant à l'île ; les étendues d'eau contiennent fréquemment des carpes koï, à la couleur rouge sanguine très caractéristique.

- **Du sable ou du gravier :** des motifs y sont dessinés à l'aide de râteaux, représentant des vagues et des courants, et circulent autour des rochers. Les motifs ondulants donnent une impression de mouvement et offrent un contraste net avec les rochers, statiques.

- **Des éléments décoratifs :** lanternes (traditionnellement de pierre), pagodes, statues, bassins d'eau.

- **De la mousse :** souvent utilisée en véritable tapisserie. Appréciez le superbe coussin vert tendre que forme cette mousse !

- **Un salon de thé ou un pavillon :** arrêtez-vous pour prendre un thé vert japonais.

- **Des pins, qui représentent la longévité :** ils sont généralement inclinés, ce qui dirige leur ombre, et peut permettre de meilleurs reflets dans l'eau. Certains pins pluriséculaires nécessitent en permanence une série de béquilles pour les soutenir.

- **Des chemins de terre, de gravier ou de pierres :** empruntez-les tous !

X OÙ TROUVER DES JARDINS JAPONAIS EN FRANCE ?

Le jardin japonais du musée Albert-Kahn
10-14, rue du Port
92100 Boulogne-Billancourt

Le jardin de la Pagode
57 bis, rue de Babylone
75007 Paris

Le jardin japonais de Compans-Caffarelli
Boulevard Lascrosses
31000 Toulouse

Et encore :

Le jardin japonais du château de Léonardsau
à Obernai (Bas-Rhin)

Le Parc oriental, route de Mauléon
à Maulévrier (Maine-et-Loire)

Le parc de l'Amitié
à Rueil-Malmaison (Hauts-de-Seine)

Le jardin japonais de Monaco

Le jardin japonais de l'Unesco
à Paris, dit le "jardin de la Paix"

Le jardin zen d'Erik Borja
à Beaumont-Monteux (Drôme)

X DEVENEZ ARTISTE EN CRÉANT UN MINI-JARDIN JAPONAIS

Un jardin japonais est toujours un lieu zen, source de détente et d'inspiration, propice à se recentrer sur soi et capable de vous donner envie de reproduire ce calme et cet esthétisme chez vous, en miniature. Pendant que vous vous occuperez de votre bonsaï ou de votre jardin miniature, vous oublierez un moment les soucis du quotidien et prendrez plaisir à faire quelque chose d'artistique, en rapport avec la nature, tellement important pour vivre plus sereinement. Vous partagerez aussi beaucoup avec bon nombre de passionnés.

Au Japon, l'aménagement de mini-jardins est un art important et respecté, partageant des codes esthétiques avec la calligraphie et le lavis. Le jardin japonais cherche à interpréter et idéaliser la nature en limitant les artifices. Certains des jardins les plus connus en Occident comme au Japon sont des "jardins zen", composés de rochers, mousses et graviers.

✕ COMMENT FAIRE UN JARDIN JAPONAIS MINIATURE ?

- Prévoyez un bac (par exemple un plat en terre cuite).

- Placez une couche de graviers, et par-dessus une couche fine de charbon actif. Disposez un tissu synthétique, sans que celui-ci touche les bords du récipient, et enfin répartissez une couche de terreau. Le sol de votre mini-jardin est prêt.

- Tracez un plan sur une feuille de papier pour disposer vos plantes de petite taille ou simplement un petit bonsaï.

- Plantez vos plantes selon votre plan paysager, bien qu'un jardin zen à la japonaise soit fait de sable ou de mini-gravillons dans lesquels on trace des chemins simples et dépose des sculptures ou des rochers.
Égalisez le sol après avoir planté et couvrez le terreau d'une couche de sable clair.

- Placez quelques petites pierres (comme des galets) dans le jardin japonais.

- Tracez dans le sable des lignes représentant des ruisseaux entre les pierres et les plantes, et placez un pont miniature au-dessus.

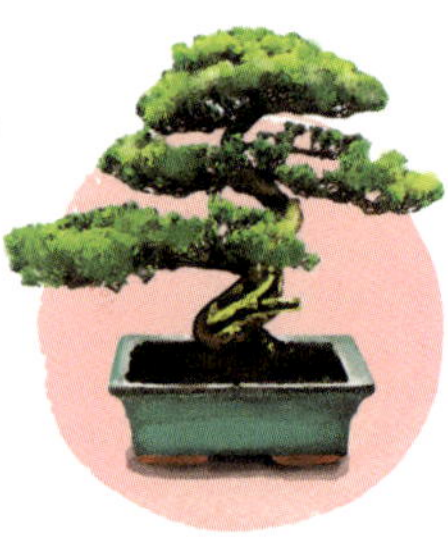
Bonzaï

✕ L'ART DU BONSAÏ POUR ÊTRE PLUS ZEN

En japonais, bonsaï signifie "arbre planté dans un pot", c'est un arbre miniature obtenu à partir d'un végétal normal. Objet de méditation, le bonsaï permettait à ceux qui le contemplaient de se sentir en harmonie avec le monde et avec soi. Comme tous les arts, l'art du bonsaï se conforme à un ensemble de conventions et de règles d'harmonie et d'esthé tique assez précises qui demandent patience et persévérance.

Vous trouverez sur Internet bon nombre de sites qui expliquent cet art. C'est amusant et très satisfaisant de participer au développement d'un arbre, de lui donner vie en quelque sorte. Cultiver des bonsaïs donne le sentiment de recréer un monde idéal en miniature, ce qui anesthésie toute autre envie, comme celle de grignoter ou de fumer !

Mes adresses web
www.parlonsbonsai.com
www.bonsai-san.com
Pour acheter un bonsaï
www.maillot-bonsai.com

Sur internet
WWW

X CULTIVER DES PLANTES AROMATIQUES

Pourquoi ? Parce c'est facile et utile. Nul besoin d'un jardin, plantez du basilic, du romarin, de la menthe douce, etc., devant la fenêtre de votre cuisine ou sur votre balcon. Vous aurez le plaisir de cueillir vos plantes aromatiques pour vos besoins culinaires. Cela vous aidera à matérialiser le temps qui passe et à vous fixer des objectifs dans le temps, parallèlement à l'évolution de vos plantes.

PRENDRE SOIN DE SA BEAUTÉ POUR APPRENDRE À S'AIMER

Les femmes japonaises exigent la perfection de leur teint. L'idéal de beauté féminine se définit par un teint lumineux et transparent, une peau lisse et souple. Dans la philosophie taoïste, la beauté est indicatrice de santé, toutes les deux étant indissociables. L'extérieur est le reflet de l'intérieur, d'où le fantasme d'une peau sublimée.

Pour cela, les Japonaises consacrent chaque matin près d'une demi-heure à l'utilisation de six produits de beauté. Elles commencent par un double nettoyage de leur visage, c'est l'art du *saho*, soit un nettoyage par un produit gras, puis l'utilisation d'un savon doux. Le premier nettoyage a pour mission d'enlever les corps gras du visage. Le savon doux, en pain ou en gel lavant, débarrasse la peau de la poussière, de la pollution, des cellules mortes. Ensuite, elles multiplient les couches de lotion, sérum et crèmes hydratantes. Cette superposition des produits s'appelle le *layering*, lequel assure hydratation, éclaircissement du teint et luminosité.

× L'*OMOTENASHI*, UNE DÉMARCHE ANTI-ÂGE

Toutes ces opérations répondent à un rituel harmonieux d'ablution et d'automassage qui se pratique pour prendre soin de soi : l'*omotenashi*. Ce n'est ni une corvée, ni une obligation, mais cela répond à une sorte de cérémonial destiné à exalter la beauté du visage. C'est la multiplication de ces gestes précis, leur répétition cérémoniale qui sont bénéfiques. Si vous êtes séduite, c'est évidemment par l'aspect cocooning. Vous n'êtes alors pas si différente des Japonaises, qui ont un sens aigu de l'esthétisme et entretiennent une culture du bien-être.

× LE *LAYERING* : L'ART DU MILLE-FEUILLE

Le *layering* consiste en la superposition, matin et soir, de différentes strates de soins démaquillants et purifiants, hydratants, suivant un ordre méthodique. Une fois bien intégrée, la méthode peut ne prendre que 10 minutes.

• Les étapes du *layering*

Les étapes 1 et 2 constituent le double nettoyage appelé *saho*.

1- Appliquez une noisette d'huile végétale, directement sur votre visage en tapotant, puis essuyez avec un coton ou un mouchoir en papier, ou encore une éponge chaude. L'huile permet d'enlever les résidus de maquillage tenaces, le mascara waterproof et les impuretés accumulées pendant la journée.

2- Nettoyez le visage avec un savon doux (de préférence en gel à diluer avec de l'eau) et rincez à l'eau tiède (pour donner de l'élasticité à la peau), ce qui contribuera à dissoudre définitivement le surplus d'huile.

3- Appliquez un coton imbibé de lotion tonique (de l'eau florale, par exemple de rose ou de fleur d'oranger ou d'hamamélis) afin de resserrer les pores.

4- Étalez un sérum, plus concentré en actifs qu'une crème hydratante : mettez quelques gouttes sur le bout des doigts et massez votre visage avec des mouvements circulaires, puis en pinçant légèrement la peau du bout des doigts pour réactiver la microcirculation.

5- Appliquez de la crème pour protéger la peau des agressions extérieures. Tout d'abord, le soin contour des yeux par tapotements et légers massages. Cette gestuelle active la microcirculation et favorise le drainage. Puis une crème hydratante sur l'ensemble du visage (crème de jour ou de nuit) : appliquez une noisette de crème en massant légèrement du centre du visage vers l'extérieur.

6- Concluez enfin le protocole avec un baume à lèvres.

Le *layering* est de la *slow cosmétique*. Le matin, s'il n'est pas indispensable de nettoyer sa peau, il est bon de vaporiser une brume énergisante, appelée *mist*, pour réveiller la peau en douceur. Après le petit déjeuner, reprenez le rituel à partir de l'étape 3. Entre chaque étape, laissez bien sécher.

Les *mists* s'utilisent aussi en touche finale du maquillage pour fixer les pigments et protéger la peau, mais elles peuvent aussi être appliquées à tout moment de la journée comme des sprays *"skin rescue"*. Elles sont très pratiques par-dessus le maquillage quand on a la peau qui tiraille et que le teint a tendance à virer.

X TROIS SECRETS DE BEAUTÉ EN PLUS

L'exfoliation à l'éponge de konjac

Avec le konjac, rien ne se perd, tout se récupère ! Après l'avoir dégusté sous forme de shiratakis, vous trouverez des éponges fabriquées à partir des racines du konjac. Elles sont un peu rêches et ne doivent pas être utilisées quotidiennement. Les Japonaises s'en servent pour se débarrasser des peaux mortes et renouveler les cellules de leur visage plus en profondeur une fois par semaine.

1

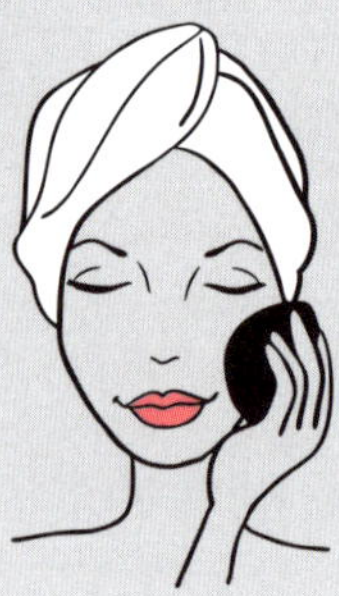

Humidifiez l'éponge et hydratez la peau avec de l'eau florale, ensuite passez l'éponge en petits mouvements circulaires, sans ajout de savon. Rincez à l'eau tiède, puis tamponnez à nouveau à l'eau florale. Laissez sécher la peau avant l'application de crème hydratante.

Le masque de beauté à la farine de riz

2

C'est un masque home made aux qualités matifiantes et absorbantes. Il est particulièrement adapté, 1 fois tous les 10 jours, aux peaux grasses dont les pores sont dilatés. Riche en vitamine B, en phosphore et en magnésium, la farine de riz est connue des Japonaises comme produit de beauté depuis des millénaires.

Mélangez la farine de riz à du lait, jusqu'à l'obtention d'une préparation homogène et assez ferme.

Appliquez d'abord sur le visage 1 cuillerée d'huile de sésame, puis étalez la pâte de riz et de lait. Laissez le masque une quinzaine de minutes avant de rincer à l'eau tiède.

L'eau florale maison au thé vert

3

Le thé vert a des propriétés astringentes (qui resserrent les pores) et antioxydantes (qui protègent et éclaircissent).

Vous pouvez réaliser votre lotion tonique à base de thé vert et la conserver quelques jours au réfrigérateur. Faites une infusion avec 2 cuillerées à soupe de feuilles de thé sencha, dans un bol d'eau minérale préalablement bouillie.

Laissez infuser 1 heure et filtrez au chinois. Laissez refroidir et remplissez un flacon avec ce thé, pour le mettre au réfrigérateur. Préparez 2 disques de coton imbibés du thé bien frais et commencez par appliquer sur les paupières fermées. Ensuite, étalez sur l'ensemble du visage et du cou.

SECRETS TOKYO-PARIS POUR LA CELLULITE

× LE BROSSAGE CORPOREL POUR ADOUCIR LA PEAU

Les Japonaises ont l'habitude de se brosser le corps quotidiennement le soir. Elles le font sur leur peau sèche, avec une brosse à poils souples, avant la douche ou avant d'enfiler leur pyjama. Le but est d'exfolier (enlever les peaux mortes pour avoir une peau douce et satinée), stimuler la circulation capillaire dans le derme et ressentir une sensation de bien-être. Ce massage permet une meilleure circulation des petits vaisseaux de la peau et a un effet drainant qui participe à la lutte contre la cellulite. Le brossage du corps a également l'avantage d'oxygéner le sang, d'évacuer les toxines et de renforcer le système immunitaire.

Pour obtenir un rendu « peau douce », passez la brosse doucement de bas en haut afin d'activer la circulation, sans oublier les pieds et les mains. Tous les gestes remontent vers le cœur.
Bien sûr, il faut que votre peau soit sans lésions, sans coupures, pour réaliser ce brossage.

Il existe maintenant des brosses avec mouvement rotatif vendues en parfumerie, spécialement conçues pour prodiguer l'effet exfoliant, affiner le grain de peau. Elles peuvent également s'utiliser sous la douche, avec un gel lavant doux, hydratant.
Après le brossage, appliquez un lait hydratant corporel pour préserver l'hydratation ou un gel minceur pour favoriser la disparition des capitons.

× MANGEZ YIN OU YANG SELON VOTRE TYPE DE CELLULITE

Chaque type de cellulite peut donc être associé à une alimentation anticellulite spécifique.

• Pour la cellulite adipeuse

La cellulite adipeuse se constitue de gros amas graisseux, bien identifiables, souvent associés à une surcharge pondérale.

Favorisez les aliments yang

Les aliments yang stimulent le métabolisme, et donc participent à l'élimination de la graisse : ce sont les poissons crus, les algues comme le nori, ou encore le kombu, réputé pour son effet stimulant de la dépense énergétique et reminéralisant.

• Pour la cellulite infiltrée

La cellulite infiltrée est constituée en partie par de l'œdème, c'est classiquement une sensation de jambes lourdes, par rétention d'eau.

Favorisez les aliments yin

Les aliments yin drainent et éliminent les toxines et les cellules mortes : ce sont les végétaux, et paticulièrement le champignon shiitaké.

Le gingembre a tout bon !

Il est à fois yin et yang, il améliore la circulation veineuse et lymphatique et fait fondre les graisses.

× L'AUTOMASSAGE POUR FAVORISER LA PÉNÉTRATION DES CRÈMES ET LE DRAINAGE

Traditionnellement nippons, certains végétaux sont réputés pour lutter contre la cellulite, ils sont drainants et lissent la peau. Les gels au thé vert, aux algues sont efficaces en application quotidienne.

Le secret réside dans la régularité de l'application, après le brossage du corps. Vous pouvez également vous plonger dans un bain enrichi d'une décoction de thé vert et de gingembre et masser vos jambes dans l'eau.

Le massage, qui s'inspire du shiatsu, est issu d'une technique de massage qui vise les méridiens du corps, comme l'acupuncture. On stimule la circulation sanguine à l'aide des pouces, des doigts et des paumes par pressions répétées, afin d'éliminer les tensions.

× COMMENT FAIRE SEULE À LA MAISON ?

Partez du pied en remontant vers la cuisse et la fesse, pour étaler la crème ou le gel, en mouvements circulaires ascendants, avec le plat de la main. Ensuite, faites de petits mouvements de pieds flex/tendus, puis enserrez une cheville entre vos doigts et la paume de main et remontez le long de la jambe et de la cuisse en faisant des petites pressions en pointillés. Recommencez plusieurs fois.

Pour les fesses et le ventre, pratiquez également des pressions en empaumant un pli de peau, ou bien en mouvements circulaires, main à plat, dans le sens des aiguilles d'une montre.

Et surtout souvenez-vous, le plus important, c'est d'y prendre du plaisir, de ressentir le côté cocooning des soins japonais. Les gestes beauté ne doivent pas être une contrainte, c'est un moment en tête à tête avec vous-même, ils vous apprendront à prendre le temps et à vous aimer pour vos qualités. Et également à apprécier vos progrès.

Chapitre

XI

DO YOU SPEAK TOKYO PARIS ?

A

Agar-agar : algue rouge d'origine japonaise. Une fois déshydratée et réduite en poudre, elle peut être utilisée en cuisine pour faire des gelées, des aspics, des mousses. L'agar-agar se gorge d'eau et a donc un effet "coupe-faim", en plus de ses propriétés détoxifiantes.

Anko : pâte d'azukis utilisée principalement pour les desserts japonais. Elle se réalise avec les azukis et du sucre et/ou de l'agar-agar. Il existe plusieurs consistances d'anko, selon la finesse du broyage de l'azuki. L'anko pourra être très lisse avec les haricots mixés ou granuleux avec les haricots entiers, on l'appellera alors *tsubuan*. Le *shiroan* est une variante à partir de haricots blancs.

Azuki : haricot rouge du Japon, également appelé soja rouge. On l'utilise beaucoup sous forme de pâte (anko) réalisée avec du sucre et/ou de l'agar-agar pour les desserts japonais.

B

Bento : coffret s'apparentant à un plateau fermé, avec des compartiments variés permettant d'emporter du riz, une entrée, un plat de viande ou de poisson avec des légumes, des fruits. Il exige que tout soit coupé pour être mangé facilement avec les doigts ou des baguettes et il favorise l'équilibre alimentaire idéal. Au Japon, il est préparé à la maison tous les matins pour être consommé à l'école ou sur le lieu de travail. Le bento est toujours préparé de façon à être beau et appétissant.

C

Chanoyu : littéralement « eau chaude pour le thé », c'est le terme consacré pour la cérémonie du thé. Durant cette cérémonie, on servira le thé vert matcha, préparé avec un fouet en bambou, le *chasen*.

Chasen : fouet en bambou utilisé pour la réalisation du thé vert matcha.

D

Daïkon : radis blanc à la saveur plutôt piquante.

Dashi : bouillon de base dans la cuisine japonaise. C'est une soupe très claire réalisée avec des algues *kombu*, ainsi que quelques flocons de bonite séchée (espèce de thon blanc). On peut y ajouter un peu de pâte de tofu fermenté - le miso - pour renforcer le goût.

Densité calorique : la densité calorique (DC) évalue la concentration d'énergie calorique pour un aliment donné. Elle permet de mesurer le nombre de calories apportées par gramme d'aliment, et de comparer la charge calorique d'une même quantité d'aliment. Plus un aliment sera riche en graisses, en sucre et en alcool, plus la densité calorique sera importante ; plus un aliment sera riche en eau et en fibres, moins la densité calorique sera importante.
Calcul de la densité calorique des repas ou des aliments : DC (kcal/g) = apport calorique (kcal) de l'aliment donné / la quantité (g). Ainsi, la tomate apporte 18 kcal aux 100 g, donc sa DC est de 0,18. Le beurre apporte 750 kcal aux 100 g, d'où une DC de 7,5.

Donburi : littéralement "bol", le *donburi* est un plat traditionnel de la cuisine japonaise composé d'un grand bol de riz sur lequel on dispose toutes sortes de garnitures.

Dorayaki : variété de wagashi. Il ressemble à un petit sandwich de *pancakes*. Au centre, se trouve en général de la pâte d'*azukis* (*anko*). Des variantes existent avec de la châtaigne.

E

Épigallocatéchine gallate (EGCG) : très puissant antioxydant de la famille des catéchines que l'on trouve en quantité dans le thé vert. Lorsque vous achetez un thé vert du Japon, pensez toujours à rechercher une information sur la teneur en EGCG ou en catéchines. Chaque thé a une température et un temps d'infusion idéals. Pour préserver la teneur en catéchines de votre thé vert, laissez-le infuser le temps indiqué et à la température préconisée sur l'emballage.

G

Glucomannane : fibre du konjac. C'est un polysaccharide non digestible (constitué de glucose et de mannose) qui a la particularité de retenir cent fois son poids en eau. La substance est décrite comme un gel hydrocolloïdal très compact. C'est cette fibre qui donne au konjac le record de plus faible densité calorique.

Gohan de konjac : littéralement "riz" de konjac. Le gohan de konjac se présente sous forme de grains comme le riz et peut s'accommoder de la même manière, cuisiné poêlé ou comme un risotto. Recherchez toujours les mentions "made in Japan" ou "fabriqués au Japon". C'est LA garantie de qualité de ce type de produits.

Gyokuro : thé vert japonais de très haute qualité, il a un goût très doux. Il se boit en remplacement du café. C'est un thé vert qui provient de plantations protégées du soleil par des stores, ce qui permet de limiter la production de catéchines (les polyphénols antioxydants qui donnent un goût légèrement amer au thé). C'est le plus onéreux des thés verts, c'est aussi le thé le plus noble et le plus raffiné du monde.

H

Hara hachi bu : précepte japonais qui consiste à rester toujours légèrement sur sa faim à la fin des repas. Cette habitude permet de réduire le nombre de calories par repas et de privilégier le confort digestif et un tonus postprandial. Il apporte sérénité et vitalité.

J

Joshinko : farine de riz. Elle peut facilement remplacer la farine de blé dans de très nombreux gâteaux et biscuits. Elle ne contient pas de gluten.

C'est une farine qui absorbe très bien l'humidité, elle permet donc de faire des tartes avec des fruits très juteux. Elle permet également de conserver le moelleux des biscuits japonais.

K

Ki : énergie innée, fondamentale, celle qui donne l'élan vital.

Kishimens de konjac : ils ressemblent à des tagliatelles et, là encore, l'utilisation en est apparentée. Recherchez toujours les mentions "made in Japan" ou "fabriqués au Japon". C'est LA garantie de qualité de ce type de produits.

Kombu : algue laminaire brune que l'on cultive aussi en Bretagne. Elle est un des éléments de base du célèbre bouillon japonais, le *dashi*. On la trouve souvent séchée et vendue en lamelles.

Konjac : le konjac est le secret minceur des Japonaises depuis des millénaires. C'est un tubercule (comme la pomme de terre), plus précisément un rhizome tubéreux de la famille des *Araceae*. Cette racine contient une fibre étonnante, le glucomannane, qui présente un effet coupe-faim, car elle a une capacité importante d'absorption de l'eau. La consommation du konjac s'apparente gustativement à des féculents. Les avantages par rapport au riz ou aux pâtes sont la densité calorique très faible, et la rapidité de la préparation qui ne demande que 3 minutes chrono.

Konnyaku : sorte de cake gélatineux de konjac, à découper. Les blocs de *konnyaku* représentent la forme de konjac que les populations asiatiques consomment depuis des milliers d'années. On trouve du *konnyaku* blanc nature et du brun, additionné de paillettes d'algues. Quelle que soit sa couleur, le goût reste neutre. Constitué à 97 % d'eau, le reste étant des fibres solubles, il permet de donner du volume aux préparations sans ajouter de calories. La pâte peut être utilisée pour faire des confiseries basses calories, mélangée à des jus de fruits. Il est à cuire dans de l'eau bouillante 3 à 5 minutes.

L

Layering : c'est la superposition, matin et soir, de différentes strates de soins démaquillants et purifiants, hydratants, suivant un ordre méthodique. Une fois bien intégrée, la méthode peut ne prendre que 10 minutes. Le *layering* est un secret de beauté de Japonaise, qui permet de maintenir un taux d'hydratation optimal et un grain de peau fin et éclatant.

M

Matcha : thé de prédilection pour la cérémonie du thé japonais. C'est un thé vert en poudre préparé à partir de feuilles de la meilleure qualité possible. Battue ensuite au moyen d'un *chasen* dans de l'eau bouillante, cette poudre de thé vert offre un breuvage unique aux bienfaits antioxydants reconnus. On l'utilise aussi pour parfumer les glaces et les petites pâtisseries japonaises (wagashis).

Miso : pâte de soja, obtenue par fermentation. Les bactéries qu'elle contient sont des probiotiques amis de la flore colique. On réalise une soupe miso en diluant un peu de pâte miso dans de l'eau chaude pour obtenir un bouillon à manger avec des shiratakis de konjac ou des vermicelles classiques. On peut aussi l'utiliser comme un cube de bouillon à faire fondre dans une cuisson de viande ou de poisson.

Mochi : le *mochi* est obtenu par pétrissage de riz gluant cuit, qui prend alors l'aspect d'une pâte particulièrement visqueuse, qu'on sert sous forme de boule. Il sert à préparer des wagashis ou à accompagner des plats festifs.

N

Nori : algue la plus consommée au monde car elle sert à fabriquer les sushis et les makis. Elle peut aussi remplacer les champignons de Paris et se consommer en caviar sur une pomme de terre au four, dans les omelettes et les sauces. Sa saveur relevée et parfumée rappelle le thé ou le champignon séché. L'aonori est vendue sous forme de paillettes ou de flocons à parsemer sur du riz, des shiratakis, des pâtes ou des salades. Elles apporteront, en un clin d'œil, un petit goût japonais à vos préparations.

O

Oméga-3 : ce sont des acides gras polyinsaturés essentiels, que notre corps ne sait pas fabriquer et que l'on trouve en bonne quantité dans les poissons gras, les graines de lin, l'huile de colza et les noix. Ils sont des constituants de qualité de toutes les membranes des cellules du corps, fondamentaux pour le cerveau et les vaisseaux et représentent un secret de beauté pour la peau, préservant son hydratation.

Omotenashi : ce terme désigne l'ensemble des opérations du rituel d'ablution et d'automassage qui se pratique pour prendre soin de soi. Les différentes étapes sont destinées à exalter la beauté du visage.

Onigiri : préparation culinaire japonaise consistant en une boulette de riz, généralement enveloppée d'une algue nori et souvent de forme triangulaire ou ovale.

S

Saho : art du double nettoyage de la peau du visage. D'abord, un démaquillage à l'huile et ensuite un nettoyage avec un savon doux.

Salicorne : aussi appelée haricot de mer, c'est une plante qui pousse dans les prés salés recouverts par la mer lors des fortes marées. Elle ressemble beaucoup à une algue charnue et présente les caractéristiques des algues (oméga-3 et iode).

Seitan : aliment fabriqué à base du gluten de blé. Il se prépare en lavant une pâte crue de farine de blé complet enfermée dans un sac de tissu jusqu'à ce que tout l'amidon ait disparu et qu'il ne reste plus que le gluten. Celui-ci, une fois séché, peut être réduit en poudre pour être mélangé à d'autres ingrédients. Il est évidemment contre-indiqué aux personnes intolérantes au gluten. Utilisé sous forme de galettes, le seitan se substitue à la viande, par sa richesse en protéines, sans graisse ni cholestérol.

Sencha : thé vert japonais de grande qualité, dont les feuilles entières sont roulées. Son infusion donne un thé très clair à goût d'herbe ou même d'algue, assez amer. C'est le thé vert le plus courant au Japon, il se consomme infusé. Lorsque vous achetez un thé vert sencha du Japon, pensez à demander des informations sur la teneur en catéchines. À consommer plusieurs fois par jour.

Shiitaké : champignon parfumé, cultivé en Asie. De forme, il ressemble au champignon de Paris avec le chapeau plus brun.

Shiratakis de konjac : ils ressemblent à des spaghettis et sont utilisables comme tels, en accompagnement d'une viande ou d'un poisson, avec des légumes ou en plat principal avec des sauces tomate ou pesto. À cuire 1 à 3 minutes. Ils ont une très faible densité calorique. Recherchez toujours les mentions « made in Japan » ou « fabriqués au Japon ». C'est LA garantie de qualité de ce type de produits.

Sobacha : « thé de sarrasin », c'est une spécialité japonaise qui n'a du thé que le nom. Il s'agit simplement de sarrasin torréfié. Contrairement aux céréales comme le blé, il ne contient aucun gluten. Le sobacha peut être utilisé en infusion, ou dans une salade pour son croustillant.

T

Tamari : sauce soja fabriquée selon une méthode traditionnelle exclusivement avec des haricots de soja. Elle est moins salée que les autres sauces soja et pourra être utilisée pour l'assaisonnement des sushis, ainsi que pour la préparation de nombreuses recettes japonaises.

Teppenyaki : mode de cuisson de la viande ou du poisson ou même des légumes sur une plaque chauffante. Les couteaux sont utilisés pour couper les aliments et les retourner sur la plaque de façon spectaculaire.

Teriyaki : "grillade brillante". Préparation culinaire qui consiste à finir de cuire un poisson ou une viande poêlé avec une sauce contenant du sucre que l'on fait caraméliser.

Tonkatsu : fines lamelles de porc, superposées et réunies dans une panure japonaise. C'est un plat très répandu au Japon. Souvent servi avec du chou émincé, il s'accompagne d'une sauce sucrée-salée appelée "sauce tonkatsu".

W

Wagashis : ce sont les adorables pâtisseries japonaises qui sont consommées pendant la cérémonie du thé. Les wagashis ont plusieurs particularités : d'abord, leur petite taille, souvent réduite à la bouchée, et leur esthétique, leur présentation très soignée. Les wagashis sont en général peu sucrés, ils sont composés majoritairement de haricots rouges (azukis) sous forme de pâte (anko), voire de pâte de haricots blancs, de sucre et d'agar-agar, et parfois de farine de riz. Certains wagashis n'existent que le temps d'une saison, avec des ingrédients, des noms et des couleurs propres à cette saison (la fleur de cerisier pour le printemps, le marron ou la feuille d'érable pour l'automne...). Enfin, leur moment de dégustation est particulier : non à la fin du repas mais à tout moment de la journée (plutôt l'après-midi) avec un thé, souvent un matcha. Les wagashis sont souvent offerts à des amis et partagés.

Wakamé : aussi appelé "fougère des mers". Cette algue est généralement vendue coupée et déshydratée ; il faut ainsi la tremper dans de l'eau pendant quelques minutes. En France et en Europe, le wakamé breton est aussi vendu frais, conservé dans le sel en barquettes, dans des magasins d'alimentation biologique. Il donne un très bon goût à la soupe miso et se déguste également en salade.

Wasabi : c'est une plante du Japon, dont l'utilisation et le goût sont proches de ceux du raifort. La pâte de wasabi est en quelque sorte la moutarde japonaise. Riche en isothiocyanates, il est protecteur de l'émail dentaire, préserve des caries pour garder un beau sourire et a des effets anticancérigènes.

Y

Yakityori : petites brochettes, souvent à base de poulet, grillées au feu de bois.

ANNEXES

TOKYO-PARIS À EMPORTER

Vous trouverez ci-après le tableau des aliments classés selon leur densité calorique, et vos "bentos modèles" à emporter partout !

CLASSIFICATION DES ALIMENTS SELON LEUR DENSITÉ CALORIQUE

GROUPE ALIMENTAIRE	NIVEAU DE DC	ALIMENTS
PRODUITS LAITIERS	**Faible**	Lait demi-écrémé, yaourts natures, yaourts 0 % fruités Jus et yaourts de soja nature, yaourts de soja aux fruits
	Moyen	Fromage blanc et fromage frais
	Élevé	Yaourts entiers sucrés Fromages à pâte cuite ou molle, crème fraîche
VIANDES, ŒUFS, POISSONS OU PRODUITS DE LA MER	**Faible**	Poulet, dinde, pintade sans la peau, lapin, cheval, viande des Grisons Toutes les algues, surtout la poudre ou les paillettes d'agar-agar, cabillaud, colin, bar, sole, truite, turbot, merlan, et les poissons blancs + saumon vapeur, calamars, coquillages et crustacés (surtout les huîtres et les crevettes)
	Moyen	Œufs, steak haché à 5 % de MG, rôti de bœuf, veau, filet mignon de porc, morceaux maigres du bœuf, filet, bavette, onglet, jambon, filet de bacon, steak à 10 % de MG Poissons gras : saumon, anchois, maquereau, hareng, thon, anguille
	Élevé	Agneau, mouton, côtes et côtelettes de bœuf et de porc, canard, oie Saucisses, saucissons, lardons, chorizo, steak à 20 % de MG, foie gras, boudin noir Caviar, tarama, friture, beignets.
LÉGUMES	**Faible**	Concombre **Produits à base de konjac : shiratakis, kishimens, gohan (les produits à base de konjac se consomment comme des féculents)** Tout ce qui est désigné sous le terme de légumes verts, quelle que soit la couleur du légume (tomates, poivrons, poireaux, haricots verts, choux, crudités, salade, champignons, germes de soja, fines herbes aromatiques
	Moyen	Légumes secs (pois, haricots, fèves, soja...)
	Élevé	Avocats, olives

GROUPE ALIMENTAIRE	NIVEAU DE DC	ALIMENTS
FRUITS	**Faible**	Tous les fruits frais sauf les suivants
	Moyen	Bananes et raisins, fruits de la passion, cerises, litchi
	Élevé	Fruits séchés et fruits oléagineux (dattes, abricots, pruneaux, figues, raisins) Fruits secs (noix, noisettes, amandes, pistaches, noix cajou, noix de coco)
CÉRÉALES, FÉCULENTS ET LÉGUMES SECS	**Faible**	Riz, blé, pâtes, semoule, maïs, pommes de terre vapeur, patates douces
	Moyen	Pain blanc, complet ou aux céréales, purée de pois chiches et de pommes de terre
	Élevé	Céréales en flocons pour le petit déjeuner, frites, chips, biscottes
SAUCES ET MATIÈRES GRASSES	**Faible**	Soja cuisine ("crème" de soja), sauce de soja (tamari), vinaigre simple, ketchup, coulis de tomates, crème fraîche allégée
	Moyen	Ketchup, sauce tomate, sauce barbecue
	Élevé	Crème fraîche 30%, beurre, huiles végétales, vinaigrettes, mayonnaises, sauces riches en MG (hollandaise, béarnaise, etc.)
PRODUITS SUCRÉS	**Moyen**	Gâteau de fromage blanc, flan pâtissier, glaces, confitures, coulis, crème anglaise, cheesecake, sirop d'érable ou d'agave, biscuits secs, crumble aux pommes, tarte aux fruits, pâtes de fruits
	Élevé	Chocolat, sucre, miel, bonbons, pâtisseries, sirop
BOISSONS	**Faible**	Eau, thé, infusion, café
	Moyen	Jus de fruits, cidre, bière, vin et champagne
	Élevé	Sodas, alcools, cocktails, lait de coco

BENTO MODÈLE PETIT DÉJEUNER

PHASE STARTER - 500 KCAL ENVIRON

Le petit déjeuner doit être copieux. Choisir des aliments de **densité calorique moyenne ou forte maximum 2 fois par repas** (hors matières grasses).

Choisir les autres aliments parmi les **faibles densités caloriques**

Boissons
Eau
Thé vert
Café

Matières grasses
Beurre
ou
fruits oléagineux

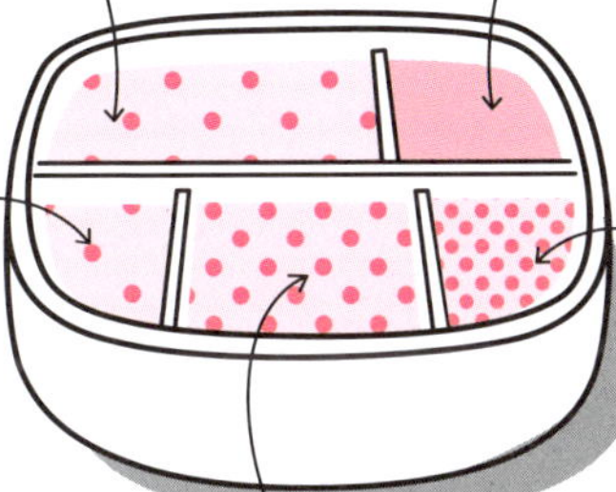

Protéines
60 à 80 g
Jambon ou saumon
ou
1 œuf
ou
produit laitier ou soja

MOYENNE
DENSITÉ CALORIQUE
Céréales, féculents
60 g
Pain complet, galette de riz

FORTE
DENSITÉ CALORIQUE
Produit sucré
1 fruit sucré
(banane ou fruits séchés)

IDÉE PETIT DÉJEUNER 1 515 kcal

50 g de fromage à pâte dure (chèvre ou brebis) 175 kcal • **2 tranches de 30 g de pain complet ou aux céréales** 130 kcal • **10 g de beurre** 85 kcal • **1 cuil. à soupe de graines de sésame** 50 kcal • **1 fruit frais** 75 kcal • **Thé vert**

IDÉE PETIT DÉJEUNER 2 515 kcal

2 tranches de pain complet 130 kcal • **2 carrés de fromage frais (40 g)** 80 kcal • **1 tranche de jambon ou de saumon** 90 kcal • **1 jus de fruits frais** 150 kcal • **Thé vert**

BENTO MODÈLE DÉJEUNER ET DÎNER

PHASE STARTER - 450 KCAL ENVIRON

Choisir les aliments parmi les **faibles densités caloriques** (hors matières grasses)

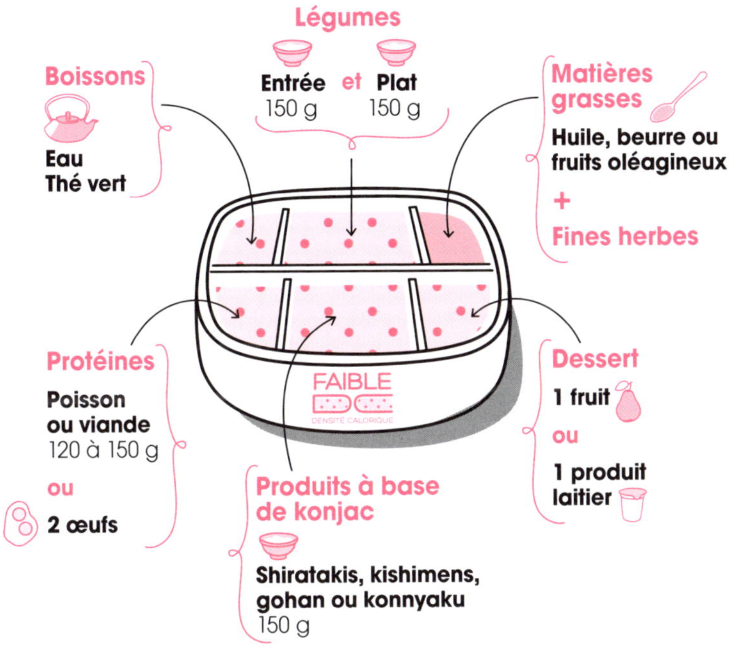

IDÉE MENU MIDI 460 kcal

Entrée : **150 g de crudités** 50 kcal • **Sauce au soja cuisine, citron, fines herbes** 15 kcal • Plat : **200 g de légumes verts** 80 kcal •**150 g de shiratakis** 15 kcal • **120 g de poulet** 150 kcal •**1 cuil. à soupe d'huile, sel herbes aromatiques** 90 kcal • Dessert : **Fruit en gelée d'agar-agar** 150 kcal

IDÉE MENU DINER 440 kcal

Entrée : **150 g de crudités ou gelée ou mousse de légume à l'agar-agar** 50 kcal • **Sauce au soja cuisine, citron, fines herbes** 15 kcal • Plat : **200 g de légumes verts** 80 kcal • **150 g de gohan** 15 kcal • **150 g de poisson** 130 kcal • **1 cuil. à soupe d'huile, sel, herbes aromatiques** 90 kcal • Dessert : **1 yaourt nature de soja ou classique** 60 kcal

Le petit dejeuner reste le même que le petit déjeuner Starter.

BENTO MODÈLE PETIT DÉJEUNER

PHASE ZEN - 500 KCAL ENVIRON

Le petit déjeuner doit être copieux. Choisir des aliments de **densité calorique moyenne ou forte maximum 2 fois par repas** (hors matières grasses).

Choisir les autres aliments parmi les **faibles densités caloriques**

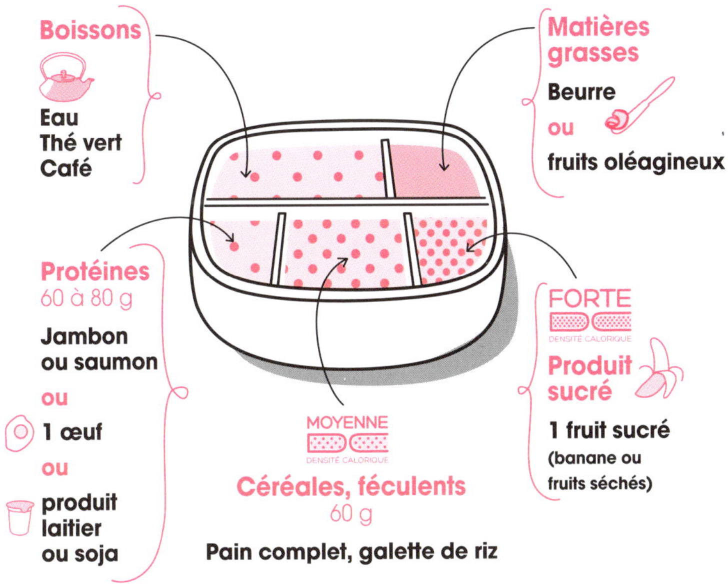

IDÉE PETIT DÉJEUNER 1 485 kcal

1 œuf coque 110 kcal • **4 galettes de riz** 115 kcal • **2 cuil. à café de pâte d'amandes** 90 kcal •**3 pruneaux ou dattes** 170 kcal • **Thé vert au citron**

IDÉE PETIT DÉJEUNER 2 440 kcal

1 milk-shake à faire avec : du lait et de la crème de soja ou bien 1 yaourt de soja 60 kcal **et 1 banane et des fruits rouges** 100 kcal• **20 amandes, noisettes ou pistaches non salées** 130 kcal • **2 tranches de pain aux graines** 150 kcal • **Thé vert**

Vous pouvez également prendre si vous le souhaitez un petit déjeuner plus "classique".

BENTO MODÈLE PETIT DÉJEUNER

PHASE ZEN "CLASSIQUE"- 500 KCAL ENVIRON

Le petit déjeuner doit être copieux. Choisir des aliments de **densité calorique moyenne ou forte maximum 2 fois par repas** (hors matières grasses).

Choisir les autres aliments parmi les **faibles densités caloriques**

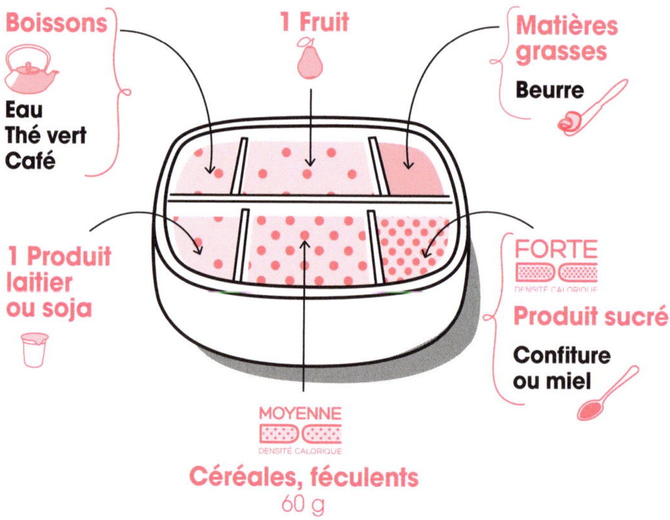

IDÉE PETIT DÉJEUNER "CLASSIQUE" 510 kcal

2 tranches de pain (60 g) 150 kcal • **10 g de beurre** 75 kcal • **2 cuil. à soupe de miel ou de confiture** 60 kcal • **1 yaourt nature sucré** 90 kcal • **2 petits fruits ou leur jus** 125 kcal • **Thé ou café**

BENTO MODÈLE DÉJEUNER

PHASE ZEN - 650 KCAL ENVIRON

Choisir des aliments de **moyenne et forte densité calorique** (viandes, poissons, œufs, fruits secs, fromages) **2 fois par repas** (hors matières grasses)

Choisir les autres aliments parmi les **faibles densités caloriques**

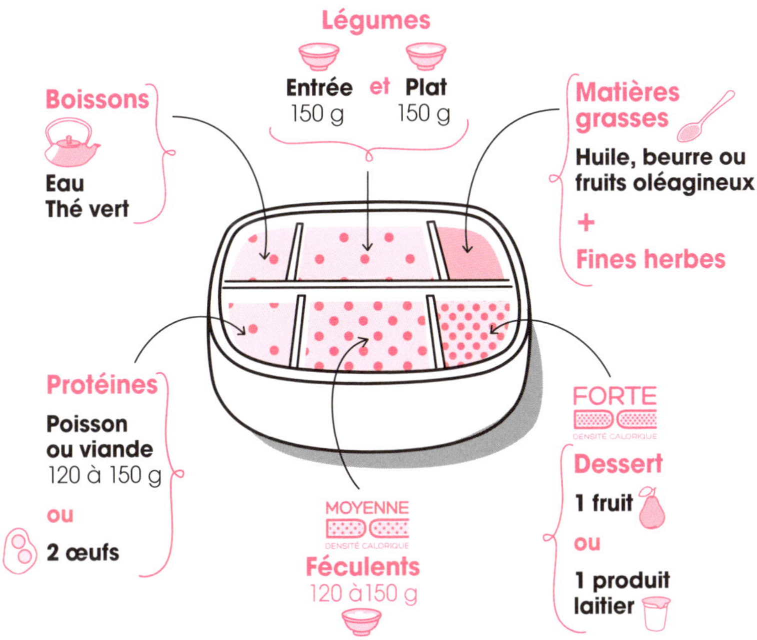

IDÉE MENU MIDI 665 kcal

Entrée : 100 g de crudités ou algues + 1 cuil. à café d'huile 95 kcal • **Plat : 120 g de viande, poisson ou tofu** 140 kcal • **150 g de légumes** 60 kcal • **riz, pommes de terre, pâtes ou quinoa (150 g cuits)** 160 kcal • **cuil. à soupe d'huile** 90 kcal • **Dessert : dessert fruité/lacté** 80 kcal • **un peu de sucre ou fruits secs** 40 kcal

➔ BENTO MODÈLE DÎNER

PHASE ZEN - 500 KCAL ENVIRON

Choisir des aliments de **moyenne et forte densité calorique** (viandes, poissons, œufs, fruits secs, fromages) **2 fois par repas** (hors matières grasses)

Choisir les autres aliments parmi les **faibles densités caloriques**

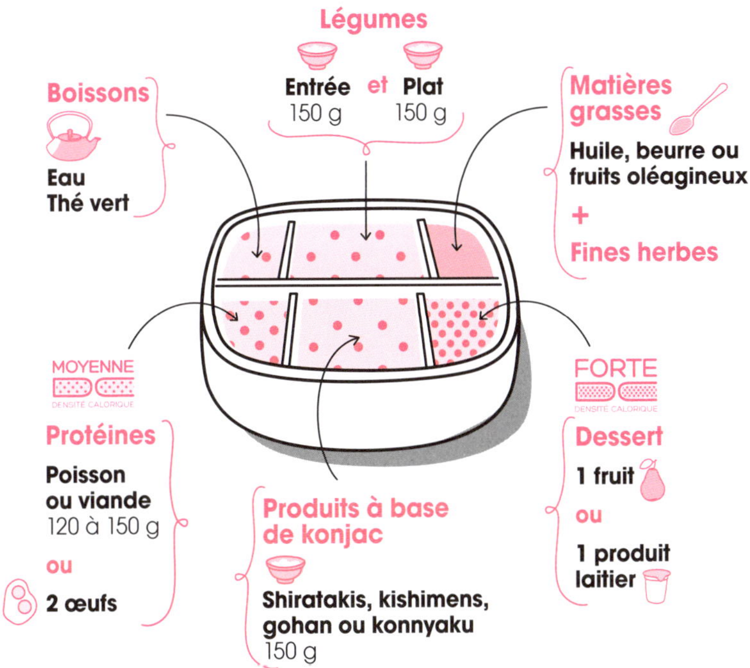

IDÉE MENU DÎNER 510 kcal

Entrée : 100 g de crudités ou algues + 1 cuil. à café d'huile 95 kcal • **Plat : 150 g de viande ou poisson** 175 kcal • **300 g de légumes et shiratakis** 75 kcal • **1 cuil. à soupe d'huile** 90 kcal • **Dessert : 1 fruit** 75 kcal

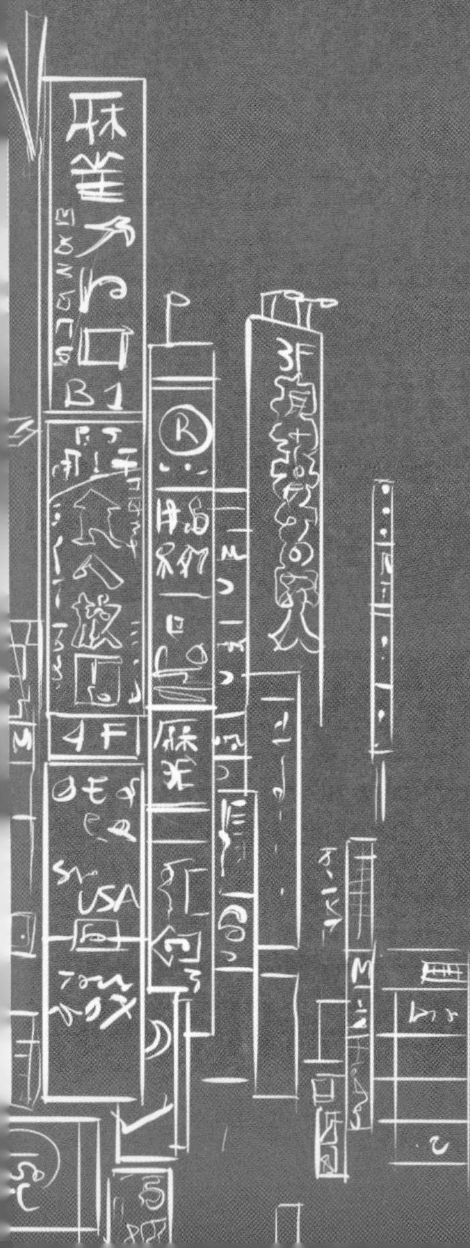
B1
4F
3F
USA

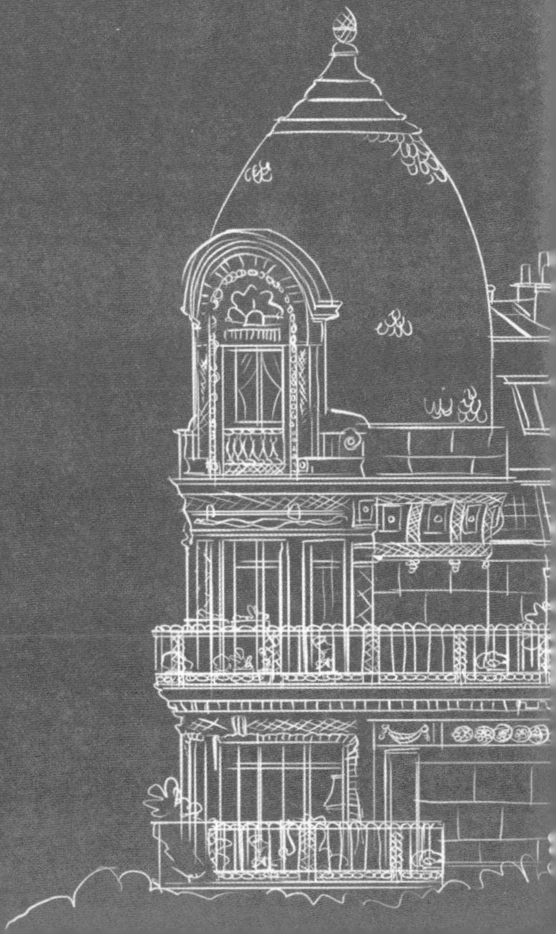